血液細胞ノート

―形態速習アトラス―

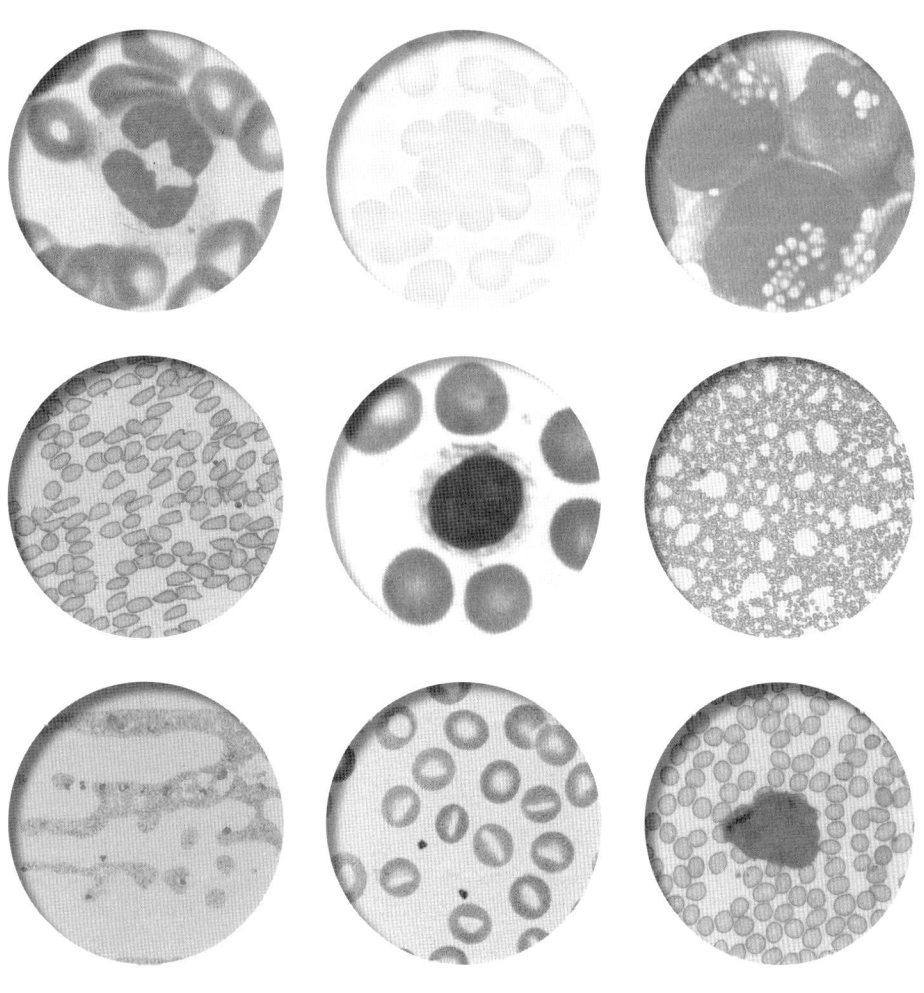

文光堂

編集

 巽　典之　　大阪市立大学名誉教授

著

 久保田勝秀　　旭川医科大学附属病院　検査部

 本間　優　　三越診療所　臨床検査室

 東　克巳　　東京大学医学部附属病院　検査部

 近藤　弘　　大東文化大学 スポーツ・健康科学部　健康科学科

 阿南建一　　国立病院機構九州がんセンター　臨床検査部

はじめに

　診療の場において，血液学的検査は基本検査の1つであり，臨床検査技師や血液疾患の診療に携わる医師は血液細胞形態の知識なくしては病気を語れません．細胞形態を学ぶための教科書は数多く存在しています．なかでも国際的に高い評価を受け，また国内で長年愛読されているのは三輪史朗，渡辺陽之輔著『血液細胞アトラス』（文光堂）です．日本臨床衛生検査技師会のメンバーとともに，同書の改訂作業を行い，2004年春に発刊することができましたが，その改訂作業の間に同書を理解しやすくするための血液形態観察の入門書を作成すべきであるとの意見がまとまり，本書の刊行が決定されました．

　本書作成に当たり，血液形態観察を学ぼうとする学生のために短時間で用語を含む基本事項を理解できるようにすること，本書を学び終えた段階で『血液細胞アトラス』に移行できるだけの知識を与えること，臨床検査技師および医師の国家試験で出題される血液細胞に関連した問題を解ける程度の力をつけること，検査血液学実習に使える教科書とすること，そして学生が安価に入手できるようにすることが決められました．

　執筆に当たられた先生方は血液細胞観察のエキスパートであり，また学生教育にも長年の経験がある方々ばかりですので，今回は読者の期待を裏切ることのない実習用アトラスを作成できたと考えています．

　本書を活用されることを期待しています．

2005年4月1日
巽　典之

血液細胞ノート —形態速習アトラス— 目 次

Ⅰ. 序 章 …………………………………………………………… 1
　1 血液標本作製法 ……………………………………………… 2
　　　A. 薄層塗抹標本作製法 ……………………………… 2
　　　B. 染色法 ………………………………………………… 2
　2 顕微鏡操作法 ………………………………………………… 4
　　　A. 顕微鏡の準備 ……………………………………… 4
　　　B. 観察手技 ……………………………………………… 4
　　　C. 顕微鏡写真撮影 …………………………………… 4
　3 血液細胞観察のための基礎知識 ………………………… 6
　　　A. 塗抹標本全体の観察 ……………………………… 6
　　　B. 細胞の基本構造とその呼び方 …………………… 6
　　　C. 血球形態観察のポイント ………………………… 6
　　　D. 細胞微細構造観察の実際 ………………………… 8

Ⅱ. 血液細胞のみかた ………………………………………… 13
　1 正常像 ………………………………………………………… 14
　　　A. 末梢血 ………………………………………………… 14
　　　B. 骨髄標本であることの確認 ……………………… 18
　　　C. 骨髄赤芽球系 ……………………………………… 20
　　　D. 骨髄白血球系 ……………………………………… 23
　　　E. 骨髄巨核球 ………………………………………… 25
　　　F. 骨髄にみるその他の細胞 ………………………… 27

2 異常像 ·································· 30

    A. 末梢血赤血球系 ·································· 30

    B. 骨髄赤芽球系 ·································· 35

    C. 白血球の細胞化学 ·································· 37

    D. 末梢血白血球系 ·································· 40

    E. 骨髄球系 ·································· 43

    F. リンパ球および細網細胞系 ·································· 49

    G. 骨髄異形成症候群 ·································· 59

    H. リンパ節スタンプ標本など ·································· 63

    I. 末梢血血小板 ·································· 65

    J. 骨髄巨核球系 ·································· 66

    K. 骨髄転移性腫瘍 ·································· 67

    L. 血液寄生虫疾患 ·································· 69

    M. 血液細胞の人工的変化 ·································· 70

III. 付　録 ·································· 75

  1. 染色体検査 ·································· 76

  2. フローサイトメトリー ·································· 79

索　引 ·································· 80

I. 序　章

I. 序章

1 血液標本作製法

A. 薄層塗抹標本(blood smear)作製法[1]

　　血液細胞形態の観察には通常EDTA血や毛細管血を用いて薄層塗抹標本(スメア)を作製する．ウエッジ法(引きガラス法)とスピナー法(遠心噴射式塗抹法)があるが，本稿ではウエッジ法を解説する．手順は次のとおりである．①油滴斑やゴミの付着していない清潔なスライドガラスを用意する．②エッジに傷のない引きガラスを用意する．③スライドガラスの端から15mmぐらいの位置に適量(約5μL)の血液を1滴載せる(**図1-A**)．④血液を均一(スライドガラスと引きガラスの間の血液高約1mm)に拡げ，引きガラスの角度を約30°に保ち一定速度(約0.5秒)で塗抹するが，貧血・多血では引きガラスの角度または引く速度を調節する(**図1-B**)．⑤冷風で約10秒間速やかに乾燥させる．⑥スライドにID番号を記載する．塗抹面の全長はスライドガラス長径の約1/2〜2/3とし，塗抹面を水滴などで汚すことなく可及的速やかに固定・染色することが必要である．良好および不適切な塗抹標本例は**図2**に示すとおりである．**図3**に良好な標本上の鏡検に適した部位および不適切な部位(薄すぎる部位，厚すぎる部位)を示す．

B. 染色法

1. ギムザ染色(Giemsa stain)

　　塗抹面に純メタノールを載せて1〜3分固定する．乾燥後，10倍に希釈した1/15mol/Lリン酸緩衝液(pH6.4) 1mLにギムザ原液を1〜1.5滴加えて混合した液を塗抹面に載せ15〜30分間染色し，水洗後乾燥する．

2. パッペンハイム(メイ・ギムザ)染色(Pappenheim stain, May-Grünwald-Giemsa stain)

　　メイ・グリュンワルド液を塗抹面に載せて1〜2分間固定する．そこに10倍に希釈した1/15mol/Lリン酸緩衝液(pH6.4)を等量滴下し，息を吹きかけるなどして攪拌後，3〜5分間染色する．水洗後，10倍に希釈した1/15mmol/Lリン酸緩衝液(pH6.4) 1mLにギムザ原液を1〜1.5滴加えて混合した液を塗抹面にのせ15〜30分間染色し，水洗後乾燥する．

3. ライト・ギムザ(Wright-Giemsa stain)法：染色手順はパッペンハイム染色に準じるが，本法ではメイ・グリュンワルド液の代わりにライト液を用いる．

> **注　意**
> 染色液のpHが6.4よりも著しく酸性および塩基性に傾いたときは，酸性側では赤みを，塩基性側では青みを帯びた仕上がりとなる．

参考) 染色が薄い場合や色調が不満足なときには，染色標本を純エタノールに数十秒浸して脱色することで，再染色が可能となる．しかし標本が痛み細胞の鮮明さが悪くなるため，この操作を複数回繰り返すことはできない．

参考) 塗抹・乾燥後2〜3日以内に染色する．長期保存により染色性が悪くなり，害虫が塗抹面を傷めたりすることもある．染色後の標本は乾燥状態で暗所保存すれば数年間耐えうるが色調の劣化は避けがたいので，長期保存が必要と判断されるものは市販の封入剤で封入しておくこと．ただし封入標本を観察するための対物レンズ(ノーカバー用)は，未封入標本に使用するもの(カバー用)とは異なることに注意する．

1. 血液標本作成・染色法

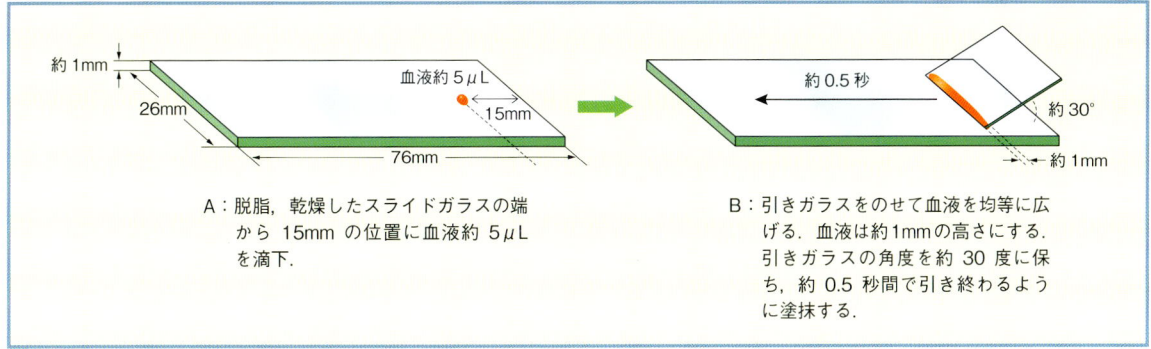

図1 ウエッジ法による血液塗抹標本の作製方法

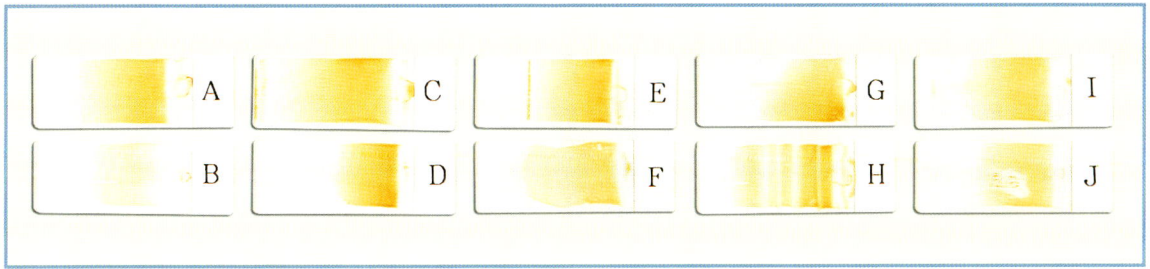

図2 血液薄層塗抹標本の良い例(A), 悪い例(B〜J)
A. 良好(血液5μL)
B. 血液量不足(薄く短くなる)
C. 血液量過剰(長くて厚くなり, 血球が引き終わりに残る)
D. 引く速度が速すぎる(短く厚くなり鏡検に適した場所が少なくなる. 引く速度が適切でも, 角度が大きすぎると同様になる)
E. 引きガラスを途中で止めた(血球が引き終わりに残る)
F. スライドガラスの縁と平行に塗抹できなかった(塗抹面が蛇行する)
G. 塗抹時に血液量が均一でなかった(引き終わりが揃わない)
H. 引きガラス圧過剰(塗抹面が波打ち細胞が壊れやすい)
I. 引きガラスの汚れ(汚れた部分に細胞が残る)
J. スライドガラス塗抹面の汚れ(指紋で汚れた部分に塗抹できない)

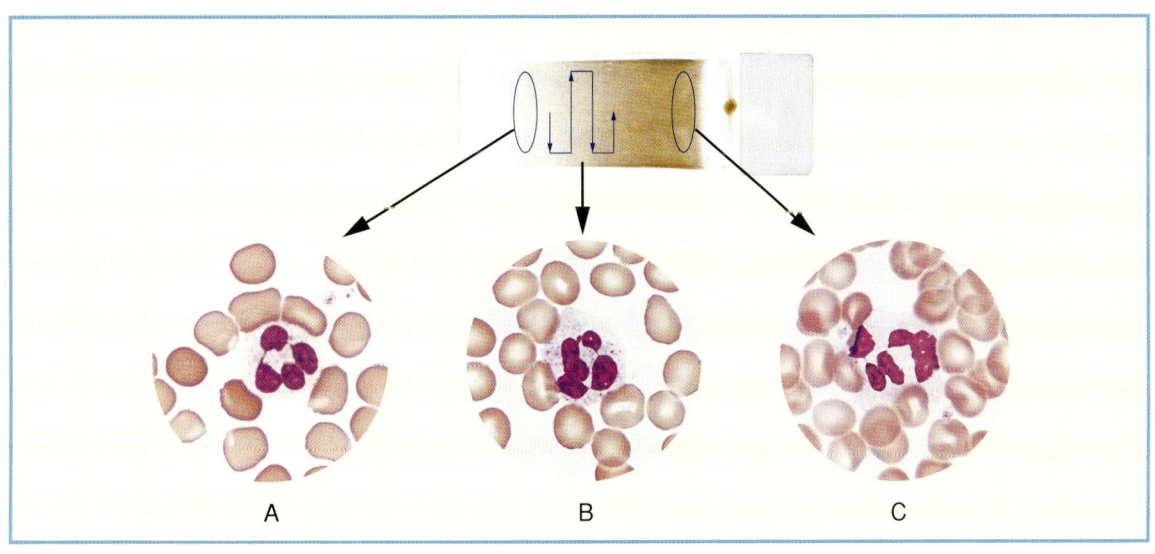

図3 鏡検に適した部位
A. 薄すぎる
B. 適切(赤血球の分布が密で均一, かつ赤血球2個の重なりが50%以内, 赤血球の立体的な構造がよくわかる)
C. 厚すぎる

I. 序　章

2　顕微鏡操作法[1]

A. 顕微鏡 (microscope) の準備 (図4)

　　顕微鏡の光軸は中央部に調整し，CBフィルターを使用し，接眼レンズは10倍，対物レンズは10倍，20倍，40倍，100倍を装着する．一般に高倍率（100倍，時に40倍）の対物レンズ（**図5**）は液浸系なので，油浸オイルとレンズペーパーも準備する．なお，観察終了後の油浸レンズは石油ベンジンで湿らせたレンズペーパーで強くこすらずに清拭する．標本面についた油浸オイルは，染色ビンに入れたキシレンに標本を浸すか，キシレンで湿らせたレンズペーパーなどで標本面に傷をつけないように注意深く拭い取る．

B. 観察手技

　　まず弱拡大（総合倍率100倍あるいは200倍）で細胞の量と分布状態，細胞の固定や染色の仕上がりを見る．次いで中拡大（総合倍率400倍）で図示する方向（**図3**）に観察して細胞を分類する．異常細胞の分類など詳細な観察には強拡大（総合倍率1,000倍）を利用する．

C. 顕微鏡写真撮影

　　近年，市販のデジタルカメラで簡便に撮影されることが多くなったが，均質精細な高画質画像を保存するためには，写真撮影装置を用いて35mmフィルムで撮影することは今後も必要である．そこで本稿では自動露出撮影機を用いた方法を解説する．フィルムは一般にISO100のカラーリバーサルフィルムを用いるが，同一フィルムメーカー内でもフィルムの銘柄や現像条件により仕上がり色調が異なることがあるため，必ず試験撮影を行い，純正現像条件を指定する．

　　図6はニコン顕微鏡（Optiphoto-2），ニコン自動撮影装置（FX-35DX），CBフィルター，フジクローム Velvia (Professional) のISO100 Daylightフィルムを用い，電圧9Vで試験撮影した例である．操作の詳細は自動露出撮影機の取り扱い説明書に従うが，良好な像はこのように自動露出撮影機が示す標準露光時間よりもややオーバー気味（+2/3）で得られる．

　　撮影するときは視野の周辺ボケを避けるために目的とする細胞を視野の中心に配置し，比較のために同時に赤血球や小リンパ球が撮影される視野を選ぶとよい．撮影時に小さなブレを避けるため，撮影中は顕微鏡とその机に触れないように注意する．また視野絞りは撮影する枠に外接する円よりも大きくし，開口絞りは対物レンズの開口数（N.A.）の70〜80％にし，露光時間はできる限り0.25秒以内になるようにNDフィルターで調節する．

2．顕微鏡操作法

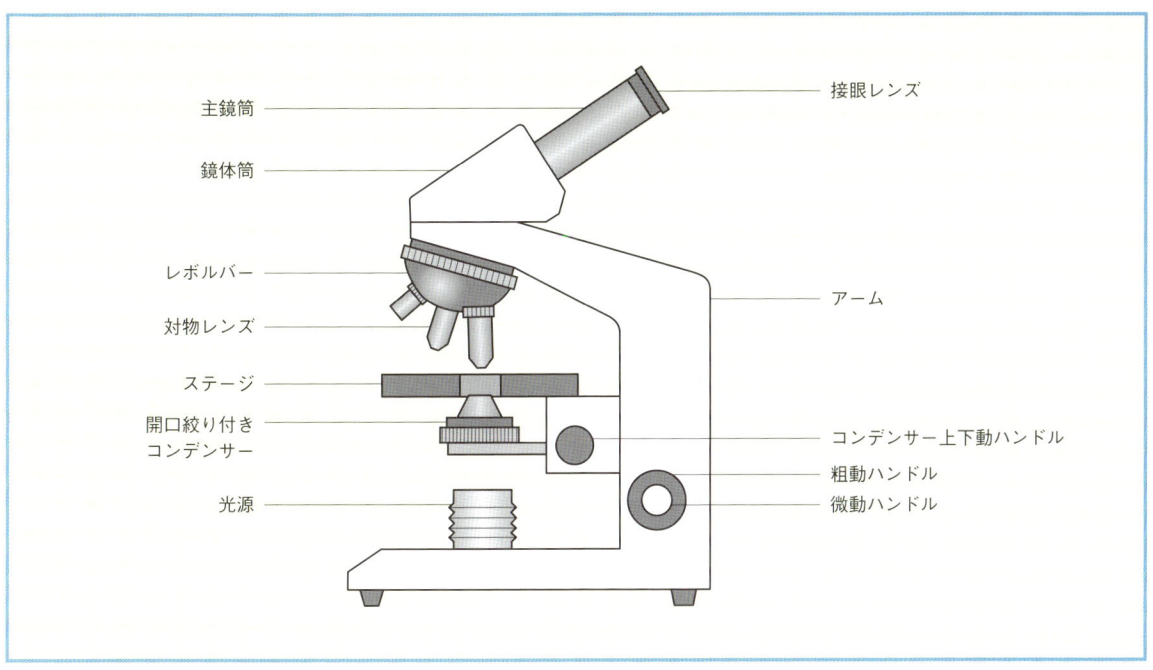

図4　生物顕微鏡の各部の名称

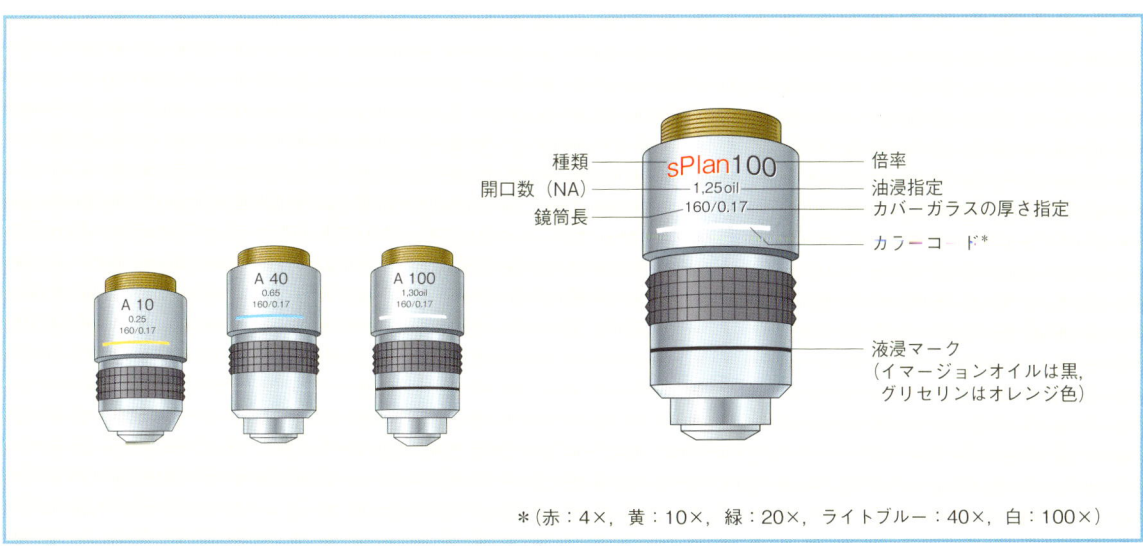

図5　対物レンズの表示

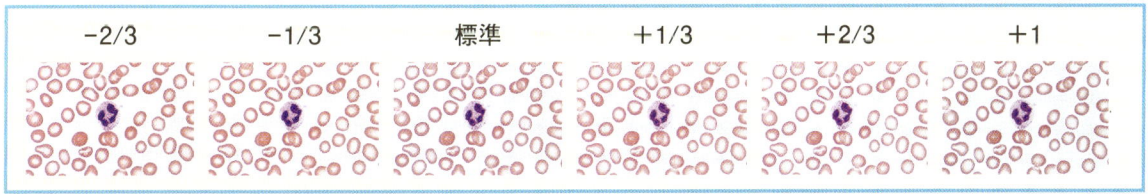

図6　自動露出撮影機による試験撮影像
　　　顕微鏡光源電圧9Vで撮影したときの撮影結果を示す．露出補正＋2/3で適正露出像が得られた．

I. 序　章

3　血液細胞観察のための基礎知識

A. 塗抹標本全体の観察

　　染め上がった標本が顕微鏡観察に耐える標本かどうか，また標本の色調はどうかなどをまず肉眼で見る．次に弱拡大（総合倍率100倍または200倍）で鏡検し，細胞の分布状態は均等か，伸展度はどうかを判断する．血球の凝集，過膨化，圧挫，油汚れによる抜け，水による溶血，凝集血小板やフィブリンによる細胞集塊形成，染色ゴミ，人工産物，カビ，汚染細菌の有無なども点検し，鏡検に適した場所（**図3**）を選び，中拡大（総合倍率400倍），強拡大（総合倍率1,000倍）で観察する．

B. 細胞の基本構造とその呼び方

　　顆粒球系細胞の透過型電子顕微鏡および光学顕微鏡像（光顕像）の模式図は**図7**に示すとおりである．通常は光顕像から，細胞の大きさ，形状，核と細胞質の比率（N/C比），核の形状，核クロマチン，核小体，細胞質色調，核周明庭，細胞質の顆粒（アズール顆粒，二次顆粒），空胞形成，封入体などについて観察する[2]．

C. 血球形態 (red cells, erythrocytes) 観察のポイント

1. 赤血球形態

　　赤血球は中心部の色調が薄れた橙赤色円盤状で，大きさは直径7〜8μmであり，それより小さいもの（6μm以下）を小赤血球，大きいもの（9.5μm以上）を大赤血球と呼ぶ．直径がやや大きく青みがかった色調の多染性赤血球は脱核直後の幼若赤血球であり，成熟段階は網赤血球にほぼ相当する．

　　人為的な形態異常としては，観察視野の赤血球がすべて一方向に歪んだ形がみられるのは標本作製時の人工産物であり，塗抹標本が厚すぎたり，塗抹後すぐに乾燥しなかったために乾燥までに長時間経過したときは，凝縮して金米糖状に変形した小型細胞（ピクノーシス）や凝集像が出現する．赤血球にピンホールがみられたときは，固定液中のアルコールの濃度や浸漬時間が不適切，乾燥が不十分であったなどが考えられる．スライドガラスの汚れは赤血球塗抹部に円形のヌケを生じさせる．

　　観察に適した視野は赤血球が隣接しているが重なり合わない，または赤血球2個の重なりが50％以下のところである．観察時には，赤血球の大小不同や変形赤血球（菲薄赤血球，標的赤血球，分裂赤血球，涙滴赤血球，有口赤血球など）の存在とその出現率（赤血球500個ないし1,000個当たり），染色性（多染性赤血球），異常封入体（Howell-Jolly小体，好塩基性斑点，Pappenheimer小体，マラリア原虫など）の有無，有核赤血球出現比率（白血球100個あたり）を観察する．

2. 血小板 (platelets, thrombocytes) 形態

　　血小板の平均直径は2〜3μmで塗抹標本上ではほぼ円形に伸展し，細胞質は無色または淡い青色に染まり，微細なアズール顆粒が中心部に集合している．適切に作製された標本では，強拡

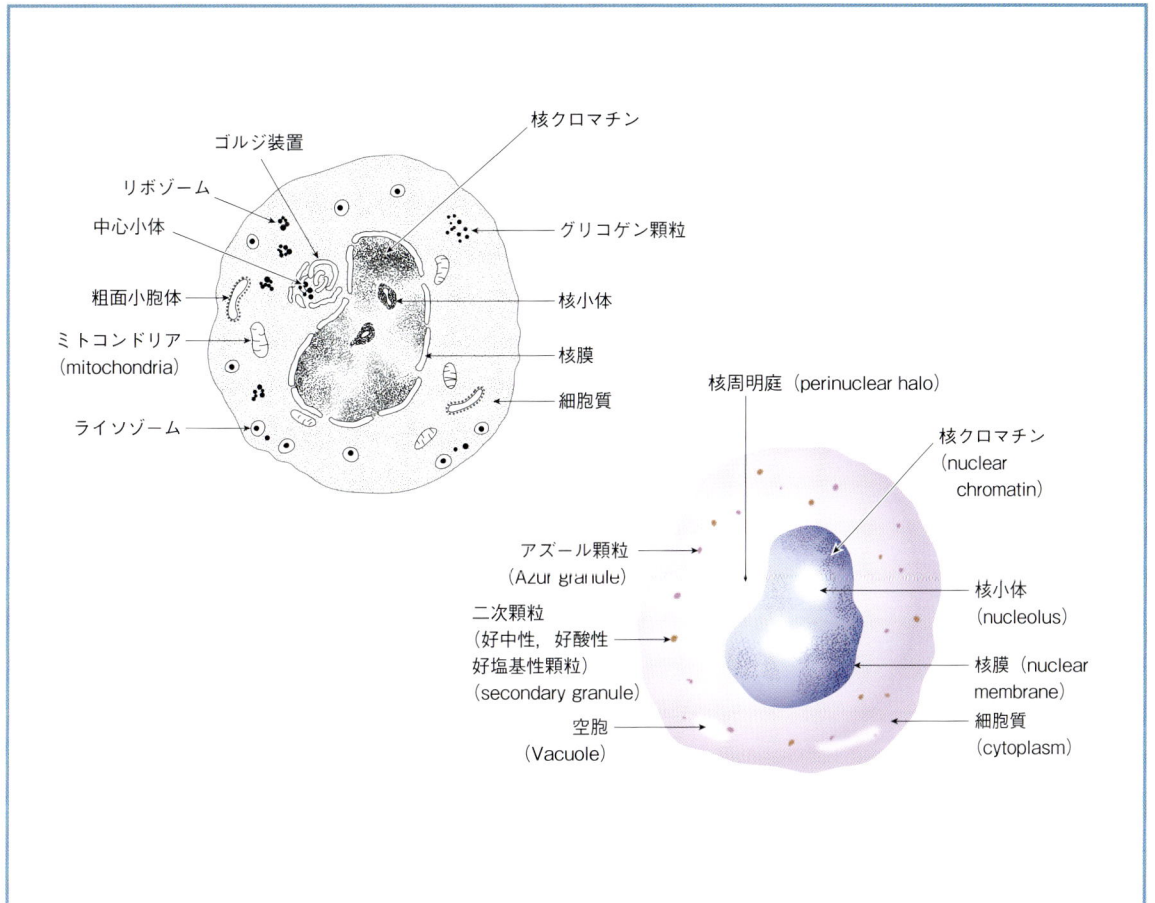

図7 顆粒球系細胞(granulocyte)の透過型電子顕微鏡像および光学顕微鏡像の模式図
左図:透過型電子顕微鏡像,右図:光学顕微鏡像

大で1視野あたり数十個の赤血球と数個の血小板を認める.

EDTA血で作製した塗抹標本の引き終わり部には,血小板10個程度の凝集塊がしばしばみられるが,ヘパリン血や長時間冷蔵保存した試料の塗抹標本ではその頻度が高くなる.ほかに血小板減少に伴う臨床所見がないのに,自動血球分析装置で測定した血小板数が著減しているときは偽性血小板減少を疑い,塗抹標本に血小板凝集塊が出現していないかどうかを注意深く観察する必要がある.

3.白血球(white cells, leukocytes)形態

白血球の形とおよその分布を弱拡大で観察し,標本の良否を決定する.食塩水などで希釈した標本や乾燥不良標本では,全白血球が小型で濃縮・濃染し,リンパ球か好中球かの鑑別も不可能なこともある.検体の長期保存により細胞変性が生ずると,白血球は膨化,脱顆粒,空胞の形成が進み,リンパ球核は分葉傾向を示し正常細胞か異常細胞かの鑑別が困難になる.

引き始め部は細胞凝縮(ピクノーシス)が強く,引き終わり部は細胞の膨化が強いので観察には適さない.しかし白血球数が極度に減少している検体では引き終わり部に集まっている白血球

I. 序　章

で分類せざるを得ないこともある．通常，引きはじめには小型リンパ球が多く，中央部の引きガラス端には単球，好酸球，好塩基球が寄りやすく，引き終わり部には単球や芽球などの大型細胞が集合しやすい．このことからスピナー法による標本の方がウエッジ法に比べて分布が均一であるとの意見がある．

D. 細胞微細構造(organella)観察の実際

1. 大きさ・細胞形状(size, shape)
大きさは，平均的小リンパ球をサイズの基準（約10μm）とし，観察白血球が大型・中型細胞であるかどうかを判定する．骨髄巨核球は弱拡大で十分に巨大であることが確認できる．細胞形状は，円形，類円形，不正円形，不整形などと表現する．円形の形状を認めるのは原則として，①リンパ球，②赤血球，③有核赤血球，④赤芽球系幼若細胞である．

2. 核・核小体(nucleus, nucleolus)
核は数（1核か複数核か），形（円，類円，不整，切れ込み，分葉または分節，核・細胞質比（N/C比），クロマチン構造（凝集ヘテロクロマチン・真性オイクロマチン．構造が粗か密か），局在性か否か，核内封入体の有無などについて観察する．とくに①好中球，リンパ球，単球の核とクロマチン構造の違い，②杆状核と分葉核の違い，③赤芽球と形質細胞の核クロマチン構造，④異型リンパ球の核，⑤巨核球核，⑥Pelger-Hüet核異常の特徴を習熟*すること．核小体はその形と大きさ，色調（染色性），数，分布などを観察する．芽球の鑑別に重要である．

* クロマチン構造の観察法を習熟するのには，パステル，色鉛筆，水彩絵具などから複数の画材を選んで細胞の特徴を描く練習をするとよい．

3. 細胞質・顆粒・封入体(cytoplasm, granule, inclusion body)
細胞質は，染色色調，核周明庭(perinuclear hallo)の有無，ゴルジ野の色調の抜けとその大きさを観察する．顆粒は，大きさ，形，色調，分布（びまん性，局在性の区別）．とくに①好中球，単球，リンパ球，好酸球，好塩基球の細胞質色調と顆粒の特徴と分布の違い，②血小板内顆粒，③巨核球顆粒，④中毒性顆粒，⑤前骨髄球顆粒の特徴を知っておくこと．封入体の形，大きさ，色調，数について知ること．

4. 各種血液細胞の鑑別一覧表[3]
パッペンハイム染色による各種血液細胞の特徴的所見は**表1**に示すとおりである．

文　献

1) 社団法人日本臨床衛生検査技師会血液形態検査標準化ワーキンググループ：血液形態検査に関する勧告法．医学検査 45：1659-1671, 1996
2) 三輪史朗・渡辺陽之輔：血液細胞アトラス. p.3, 文光堂, 東京, 2004
3) 巽　典之, 近藤　弘：臨床血液検査学便覧. p.83, 大阪府立公衆衛生専門学校臨床検査科, 1981

3. 血液細胞観察のための基礎知識

表1　各種血液細胞の鑑別一覧表

細胞種	成熟段階	赤血球系				
		前赤芽球	好塩基性赤芽球	多染性赤芽球	正染性赤芽球	赤血球
細胞質	大きさ	最大	大	大〜小	小	小
	形状	円形	円形	円形	円形	円形
	色	濃青色	濃青色	青色→青橙色	赤橙色	赤橙色
	顆粒	(−)	(−)	(−)	(−)	(−)
核	大きさ	大	大	大〜小	小	(−)
	形状	円形	円形	円形	円形	(−)
	クロマチン構造	繊細	繊細〜粗塊	粗塊	粗塊〜濃縮塊状	(−)
	核小体	数個	(−)	(−)	(−)	(−)

細胞種	成熟段階	好中球系				
		骨髄芽球	前骨髄球	骨髄球	後骨髄球	杆状核球・分節核球
細胞質	大きさ	大	最大	大	中	中
	形状	楕円形	楕円形	円形	円形	円形
	色	淡青色	淡青色	淡青色・淡赤色	淡赤色	淡赤色
	顆粒	(−)	赤紫色	赤紫・橙色	赤紫・橙色	赤紫・橙色
核	大きさ	大	大	中	腎形・陥入	杆状・分節
	形状	楕円形	楕円形	円形		
	クロマチン構造	繊細網状	繊細網状	粗網〜粗塊	粗塊	粗塊
	核小体	数個	(+)〜(±)	(±)〜(−)	(−)	(−)

細胞種	成熟段階	単球系			リンパ球系	
		単芽球	前単球	単球	リンパ芽球	リンパ球
細胞質	大きさ	大	大	中	大〜中	大〜中
	形状	楕円形	不整形	不整形	円形	円形
	色	淡青色	淡青色〜灰色	灰色	淡青色〜灰色	空色〜透明
	顆粒	(−)	微細な赤色	微細赤色または(−)	(−)	(−)または粗大赤色顆粒
核	大きさ	大	中	中	大	中〜小
	形状	楕円形	不整形	不整形〜分葉	円形	円形
	クロマチン構造	繊細	繊細	細網	細網	粗荒〜粗塊
	核小体	数個	数個〜(−)	(−)	数個	(−)〜(+)

細胞種		好酸球	好塩基球	マクロファージ	形質細胞	骨髄巨核球
細胞質	大きさ	中	中	大〜小	中	巨大
	形状	円形	円形	不整形	楕円形	不整形
	色	淡赤色	灰色	淡赤色	濃青色	淡青色〜淡赤色
	顆粒	大型橙色顆粒細胞質に充満	大型暗紫色顆粒散在	貪食物を認めることがある	顆粒( )，ラッセル小体を認めることがある	赤紫色小顆粒
核	大きさ	杆状〜分節	不整形	大〜小	中	巨大
	形状			楕円〜円形	円形	不整形
	クロマチン構造	粗塊	粗塊	細網	車輻状または粗塊	粗荒〜粗塊
	核小体	(−)	(−)	数個	(−)〜(+)	数個〜(−)

I. 序章

幹　　細　　胞 （形態学的に同定不能，活発に自己複製を行う）			分化した血液細胞
全能性幹細胞	多能性幹細胞	単能性幹細胞	

造　血　器　内

CFU	colony forming unit
BFU	burst forming unit
CSF	colony stimulating factor
GEMM	granulocyte-erythroid-macrophage-megakaryocyte
M	macrophage
G	granulocyte
GM	granulocytic macrophage
Meg	megakaryocyte
Eo	eosinophil
Ba	basophil
IL	interleukin
E	erythroid
LGL	large granular lymphocyte

図8　血液細胞の分化過程

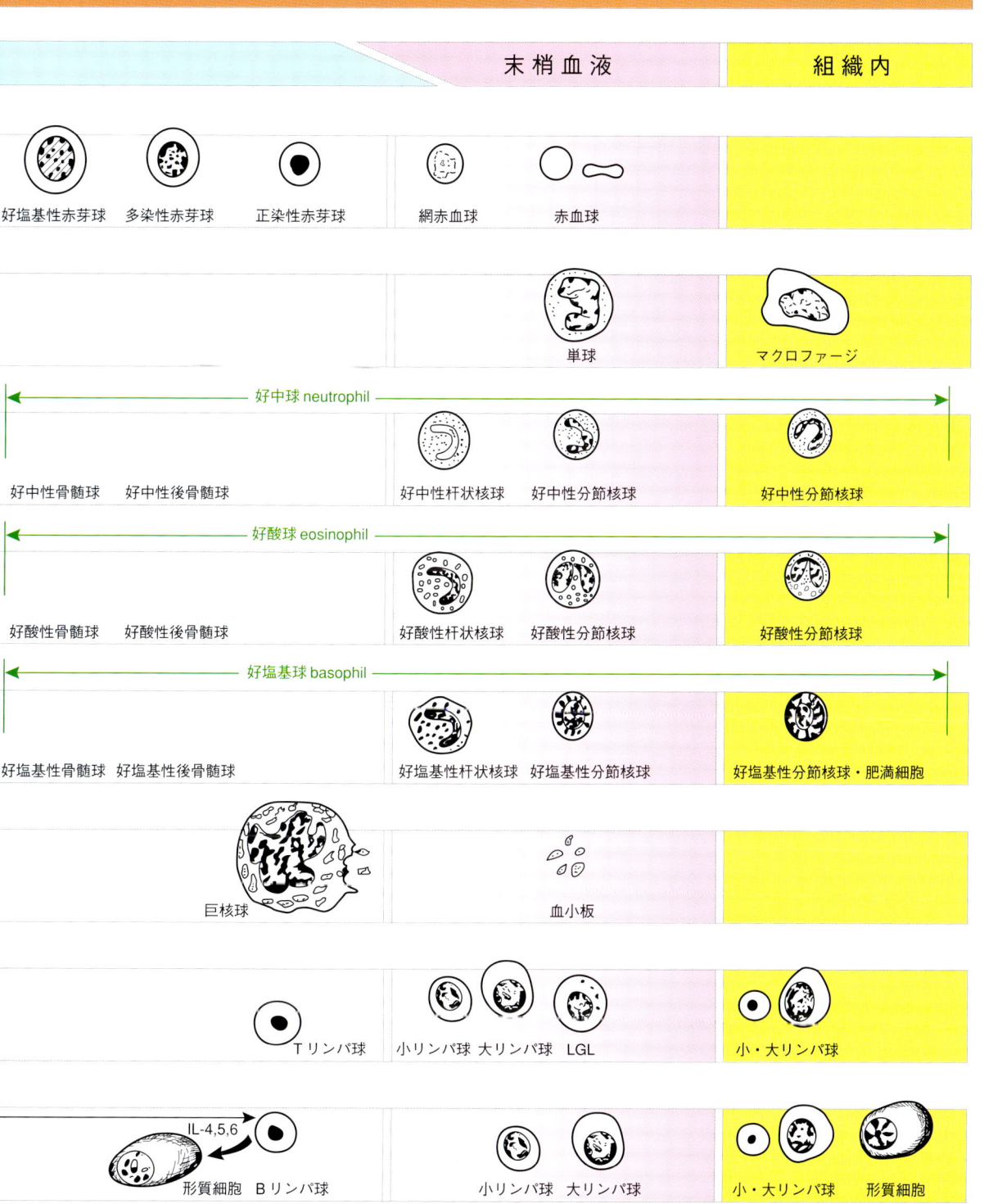

Ⅱ．血液細胞のみかた

本文中の☆印は『血液細胞アトラス第5版』(文光堂)の参照頁を示しています．

1. 正常像　A. 末梢血

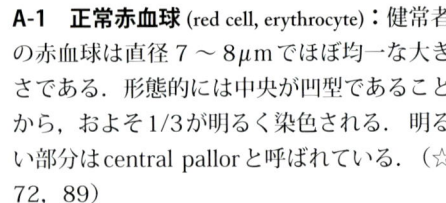

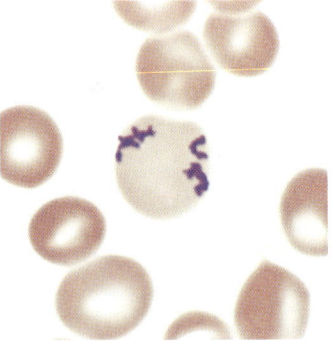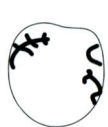

A-1　正常赤血球 (red cell, erythrocyte)：健常者の赤血球は直径 7〜8μm でほぼ均一な大きさである．形態的には中央が凹型であることから，およそ 1/3 が明るく染色される．明るい部分は central pallor と呼ばれている．（☆72, 89）

A-2　網赤血球 (reticulocyte)：ニューメチレン青で超生体染色を施すことにより，赤血球内のリボゾーム RNA がミトコンドリアなどを巻き込んで凝集し，濃青色の顆粒または網状に染色される（P.34 A-19 参照）．この写真は超生体染色のあとにギムザ染色を施したもので，この操作により長期保存が可能な標本を作製できる．（☆72, 161, 162, 364）

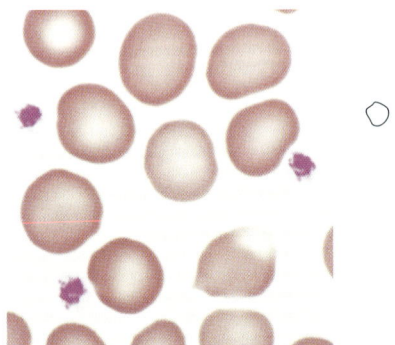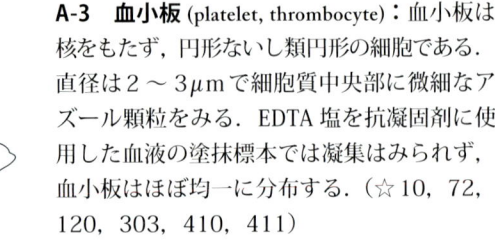

A-3　血小板 (platelet, thrombocyte)：血小板は核をもたず，円形ないし類円形の細胞である．直径は 2〜3μm で細胞質中央部に微細なアズール顆粒をみる．EDTA 塩を抗凝固剤に使用した血液の塗抹標本では凝集はみられず，血小板はほぼ均一に分布する．（☆10, 72, 120, 303, 410, 411）

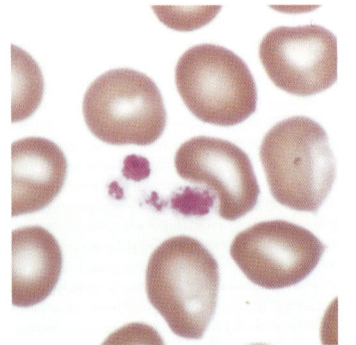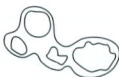

A-4　血小板：耳朶血や指頭から採取した血液で直接塗抹標本を作製すると，血小板の固まり（凝集）がみられる．抗凝固剤を使用しない血液で塗抹された標本にもかかわらず凝集像が観察されない場合は，血小板無力症などの血小板機能異常症を疑う．（☆303）

A. 末梢血

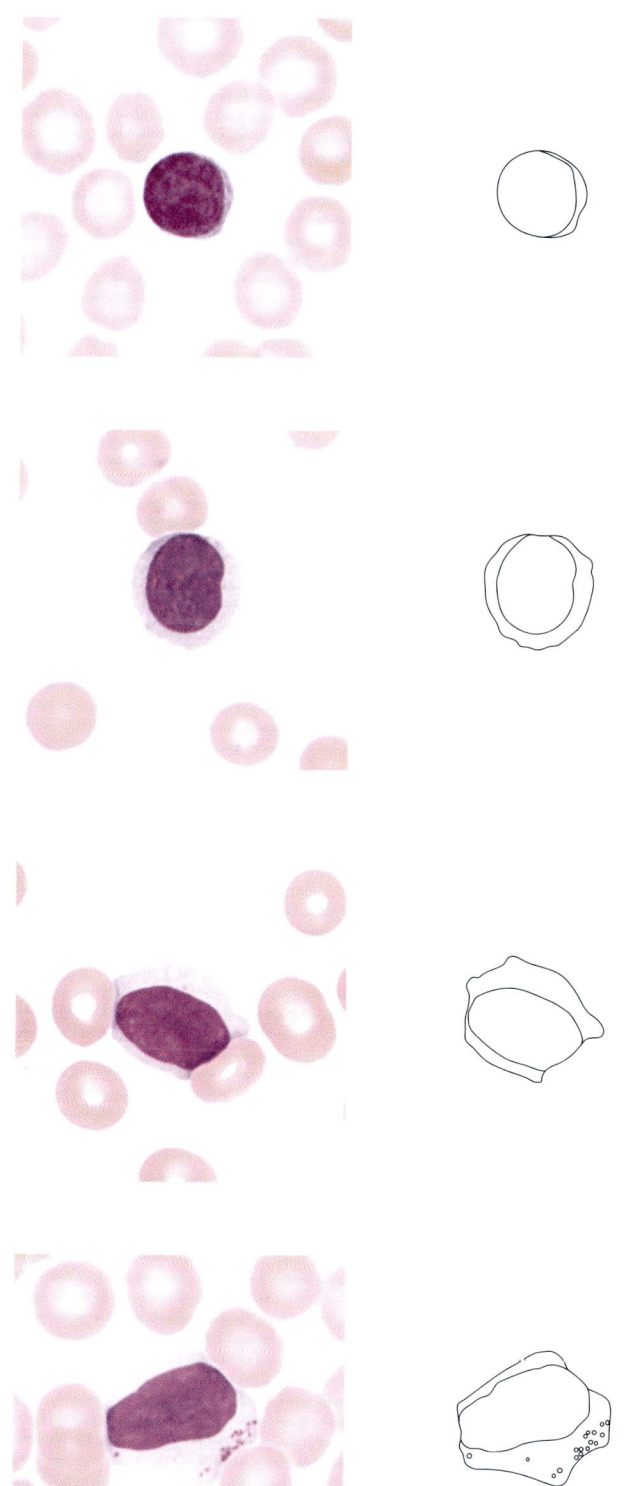

A-5 リンパ球 (lymphocyte)：赤血球よりわずかに大きい程度（およそ10μm）の円形細胞が小リンパ球である．細胞質は狭く，弱い好塩基性を呈している．核は円形で濃縮したクロマチン構造を示している．（☆74, 205）

A-6 リンパ球：およそ12μm程度の大きさで，末梢血でみられるリンパ球では中程度の大きさである．細胞質は弱い好塩基性を呈している．核は円形で小リンパ球に比較してクロマチンの濃縮は少ない．リンパ球を小リンパ球，中リンパ球，大リンパ球と分けることは臨床的意義が明確でないことから，日常検査で分類されることは少ない．健常人の末梢血で最も大小不同がみられる白血球はリンパ球である．（☆74, 205）

A-7 リンパ球：長径は15μm程度の大リンパ球である．細胞質は豊富で色調は小リンパ球に比較して淡い青色を呈している．核も細胞質も円形度は低いが，このような変形形態像は塗抹標本でよくみかける．（☆74, 206）

A-8 顆粒リンパ球：健常人でも細胞質に粗大な顆粒のみられるリンパ球は少数存在する．一般にリンパ球にみられるアズール顆粒は比較的大きいが数は少ない（大顆粒リンパ球 large granular lymphocyte）．このことは単球のアズール顆粒と対照的である．（☆74, 206）

1. 正常像

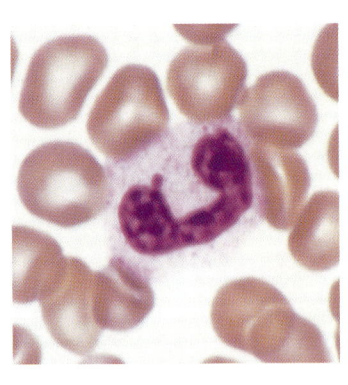 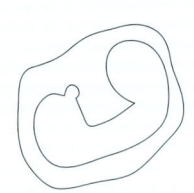

A-9　杆状核好中球(stab or band neutrophil)：大きさは赤血球の2倍程度（約15μm）で細胞質には微細な好中性顆粒がみられる．核のクロマチン構造は濃縮し，わずかに塊状を呈している．核形状にクロマチン糸（核糸）はみられず棒状を呈している．（☆5，72，194，195，196）

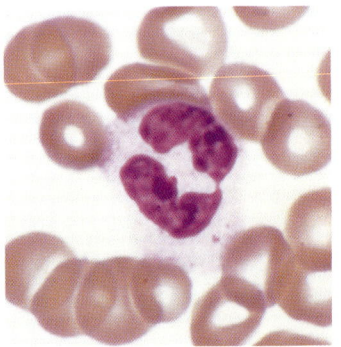 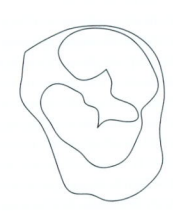

A-10　分節核好中球（2分節）(segmented cell, neutrophil)：大きさおよび細胞質の形態像は杆状核好中球とあまり変わらない．しかし核形状は1箇所に核糸がみられるので2核の分節核好中球である．（☆72，197）

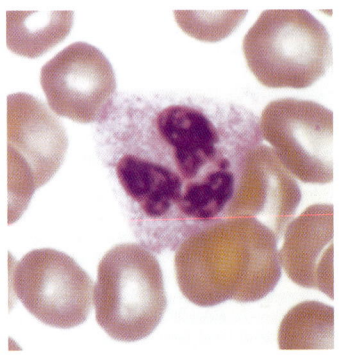 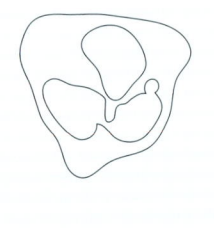

A-11　分節核好中球（3分節）：大きさおよび細胞質の形態像は2核の分節核好中球とあまり変わらない．しかし核形状は2箇所に核糸がみられるので3核の分節核好中球である．（☆72，197）

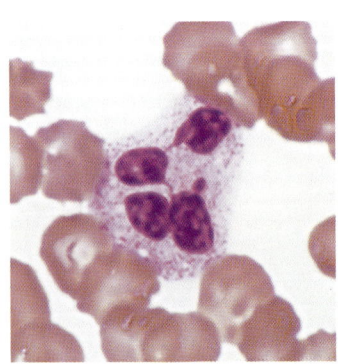 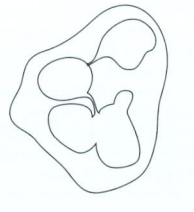

A-12　分節核好中球（4分節）：大きさ，細胞質形態は2核の分節核好中球とあまり変わらない．しかし明らかな核糸が2箇所みられ，下部の核の間にも核糸があると思われるので，恐らく4核の分節核好中球である．健常人では5分節以上の好中球はほとんどみられない．核右中央の突起はドラム体と思われ，女性のX染色体由来で女性好中球の1～3％に出現する．（☆197）

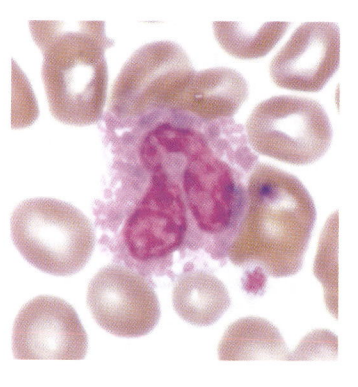 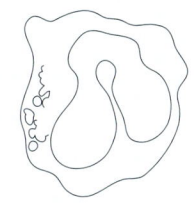

A-13 分節核好酸球：一般に好酸球は好中球に比較してわずかに大きな細胞である．特徴は細胞質に好酸性の大きくてはっきりした顆粒がみられることである．通常末梢血では2核の細胞が多いが，3核の細胞もみられる．分節した核は好中球より丸みを帯びている．（☆7，73，200，218，394）

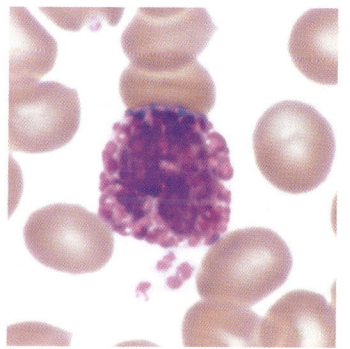 

A-14 好塩基球 (basophil)：大きさは好中球よりわずかに小さい細胞である．特徴は細胞質にみられる暗紫色に異染性を呈する顆粒がみられることである．核の上にも顆粒がみられ，一般的に核の形状がわかりにくいことも好塩基球の特徴である．（☆7，73，201，398）

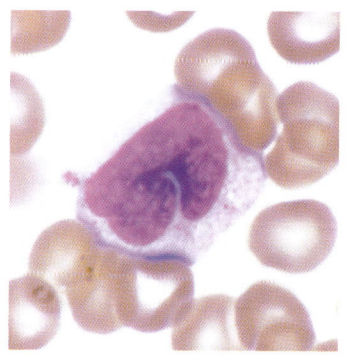 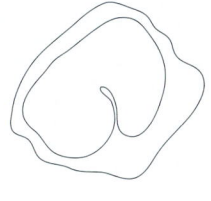

A-15 単球 (monocyte)：健常人の末梢血で最も大きい細胞で，およそ20μmである．核の形状は馬蹄形で，クロマチン構造は比較的繊細である．細胞質は豊富で弱い好塩基性を示す．アズール顆粒は微細で大小不同があり，多数みられ，これがリンパ球の顆粒と異なる点である．（☆5，75，202，203，204，404）

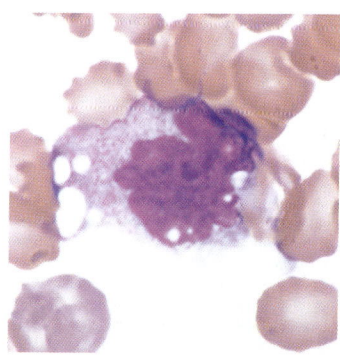 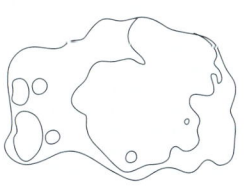

A-16 単球：細胞の長径は25μmを超える大きさである．単球の核の形状は馬蹄形や円形のものが多くみられるが，写真のように不規則な形態像を示すものもある．しかしクロマチン構造は一般に繊細である．本細胞質には空胞があるが，単球では比較的高頻度にみられる所見である．（☆203）

1. 正常像　B. 骨髄標本であることの確認

提示細胞・症例についてはMG染色を行い倍率の提示のないものは1,000倍における所見である．

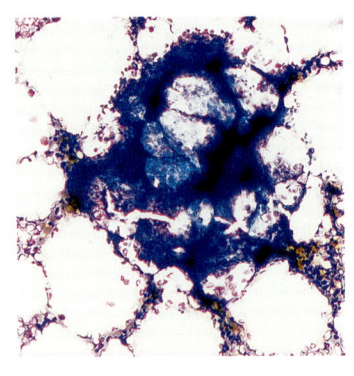 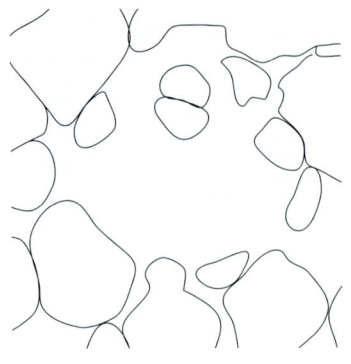

B-1　正形成(normoplastic)（×100）：標本の引き終わりにみられる粒状の部分すなわち骨髄細片（濃紫色にみえる骨髄小集塊）の存在が真の骨髄穿刺液の証明になる．骨髄細片は有核細胞と脂肪細胞の集塊で，周辺の白く抜けた部分が脂肪細胞である．細胞成分と脂肪成分の比率は約1：1が正常の骨髄形成（正形成）とされる．本例は骨髄の有核細胞数が25万/μLの正形成の引き終わり像である．（☆76，327）

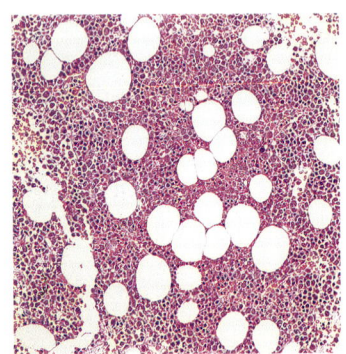 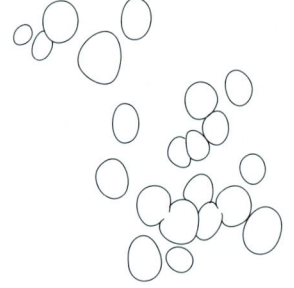

B-2　正形成（×100）　**HE染色**：正常成人の骨髄組織切片のヘマトキシリン・エオジン（HE）染色である．骨髄細胞と脂肪細胞（白く抜けた部分）がほぼ1：1の正形成像である．（☆77，328）

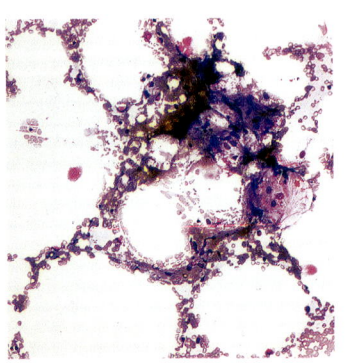 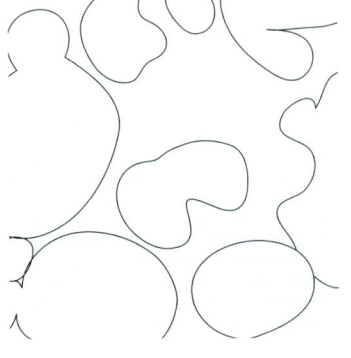

B-3　低形成(hypoplastic)（×100）：全体的に細胞成分が少なく低形成が推測され，骨髄細片はわずかで，脂肪成分の方が優勢である．骨髄穿刺では手技的なミス（末梢血の混入）により低形成を呈することがあるので，真の低形成像を証明するには骨髄細片の確認と骨髄生検が必要になる．本例は骨髄の有核細胞数が5万/μLの低形成像を呈した再生不良性貧血の症例である．（☆327）

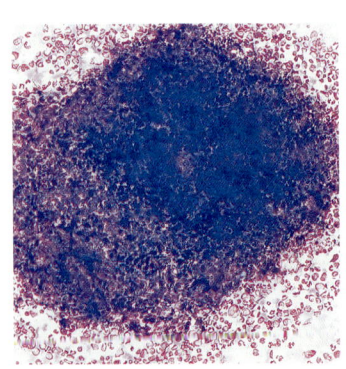 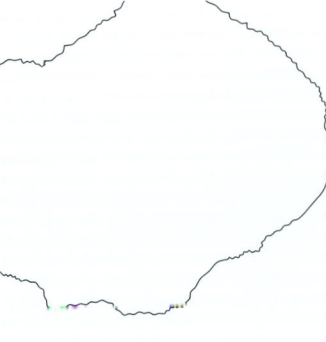

B-4　過形成(hyperplastic)（×100）：中央に骨髄細片の大きな集塊があり，周辺は脂肪成分が少ないことで過形成が推測される．本例は骨髄の有核細胞数が50万/μLの過形成像である．（☆327）

B. 骨髄標本であることの確認

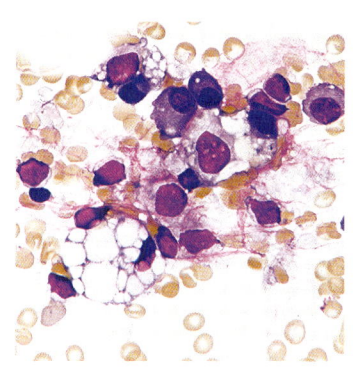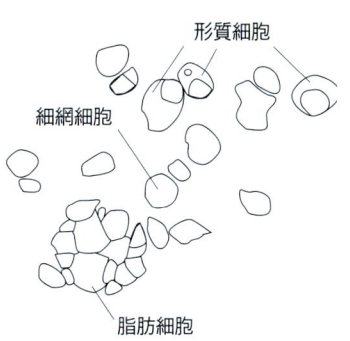

B-5 間質細胞 (stroma cell) (×400)：骨髄穿刺液の証明は，骨髄細片のほか，間質細胞の存在がポイントである．これらはマクロファージ，細網細胞（中央の裸核状），脂肪細胞（中央下），形質細胞（中央上，核偏在）などが含まれ，非造血細胞とされるが真の骨髄標本であることを証明する重要な所見となる．

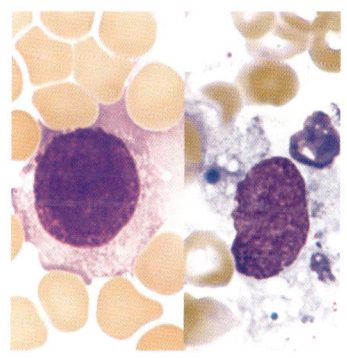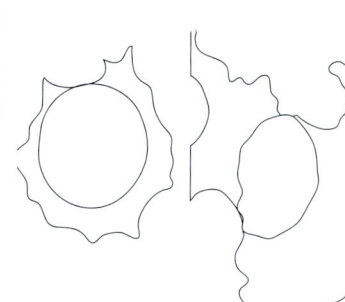

B-6 間質細胞：左は細網細胞，右はマクロファージで，双方とも間質細胞とされる．いずれも真の骨髄血標本であることを確認する上で重要な細胞である．(☆87, 319)

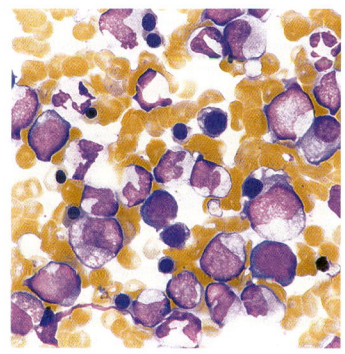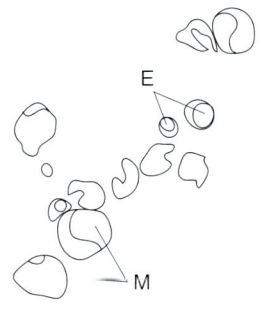

B-7 M/E比 (×400) (M/E ratio)：正常成人の骨髄像では，骨髄系 (myeloid：M，核の淡染細胞) と赤芽球系 (erythroid：E，核の濃染細胞) の比率は約3：1とされる．小児でリンパ球 (L) が優位の時期は，M：E：Lの比率は2：1：1となる．

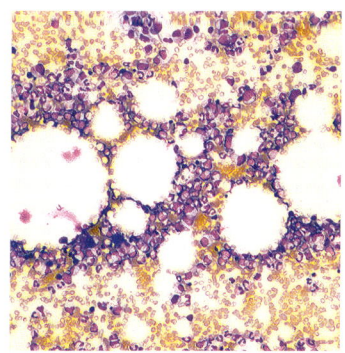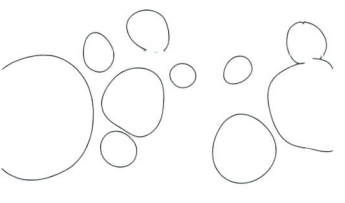

B-8 F/C比 (×100) (F/C ratio)：脂肪成分 (fat：F) と細胞成分 (cell：C) との比率は成人でおよそ1：1である．小児では細胞髄であり，加齢とともに次第に脂肪髄となる．

1. 正常像　C. 骨髄赤芽球系

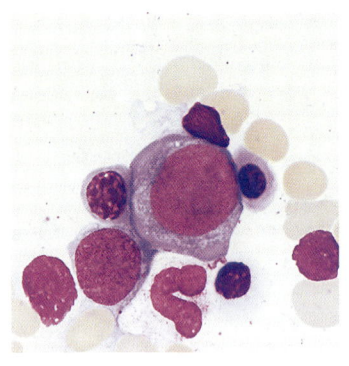
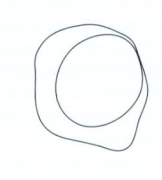

C-1　前赤芽球(proerythroblast)：本細胞は，赤芽球系細胞の成熟過程で，普通染色により認識できる最も未熟なものである．細胞の大きさは18～30μmで赤芽球系細胞の中で最も大きく，円形ないし類円形細胞である．核は円形でN/C比が大きくやや偏在するものが多くみられる．核クロマチン構造は大粒の顆粒状が特徴で，「竹の断面」や「砂場の砂」と比喩される．細胞質色調は好塩基性が強い．

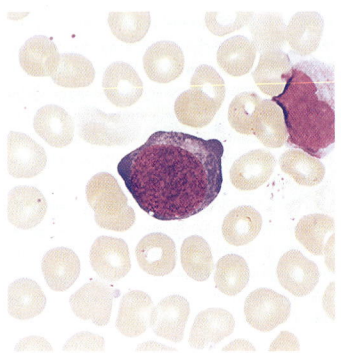
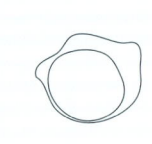

C-2　前赤芽球：C-1よりも細胞の大きさは小さく細胞質の好塩基性は強い．骨髄芽球の細胞質が「スカイブルー」と比喩されるのに対し，前赤芽球や好塩基性赤芽球では「マリンブルー」と表現される．核クロマチン構造はC-1同様粗剛である．核偏在で核周明庭もはっきりみられる．

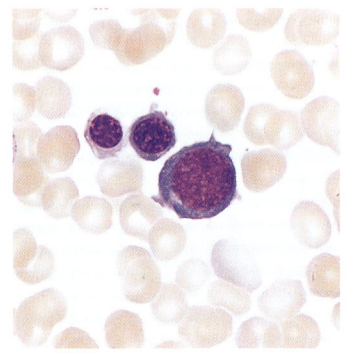
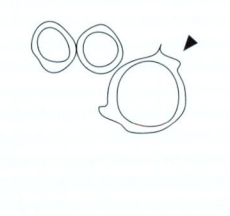

C-3　好塩基性赤芽球(basophilic erythroblast)：細胞の大きさが前赤芽球よりやや小さく，12～18μmで，円形ないし類円形細胞である．核は円形で，この時期から他の細胞に比較し核膜が厚いのが観察される．核クロマチン構造は前赤芽球のそれと比較すると凝集がみられる．細胞質色調は前赤芽球より好塩基性がさらに強いものが多く観察される．

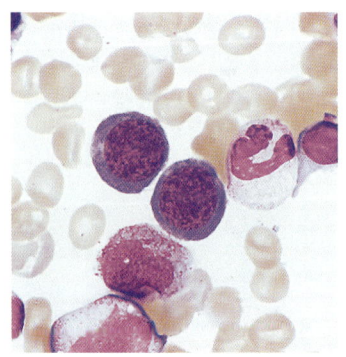
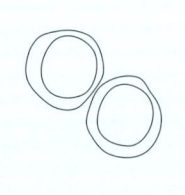

C-4　好塩基性赤芽球：2個の好塩基性赤芽球を示す．C-3とほぼ同様である．細胞質の好塩基性がもう少しほしいところである．

C. 骨髄赤芽球系

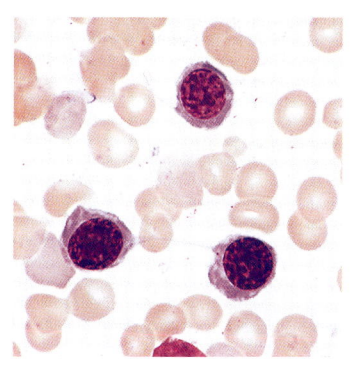
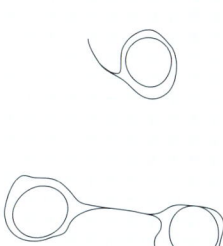

C-5　多染性赤芽球(polychromatic erythroblast)：細胞の大きさは赤血球よりやや大きく9〜12μmで，円形ないし類円形細胞である．核はほとんどが細胞と同心円で，核クロマチン構造は結節状から塊状になる．細胞質はヘモグロビン合成が旺盛になるためにヘモグロビンの赤橙色と好塩基性色調とが混じり合い，灰色色調となる．このように種々の色調に染まるので「多染」と名付けられた．

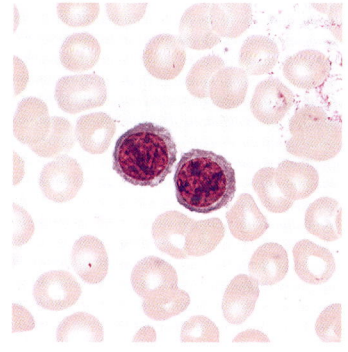
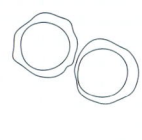

C-6　多染性赤芽球：C-5に比較すると核クロマチン構造の凝集塊が明確である．

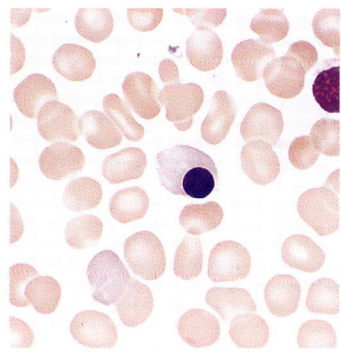

C-7　正染性赤芽球(orthochromatic)：細胞の大きさは赤血球とほぼ同大で，円形ないし類円形細胞である．核は脱核の準備のため偏在するものが多くみられる．核クロマチン構造はクロマチンが濃縮し均一無構造となる．細胞質は灰色〜赤橙色．この段階での細胞鑑別は細胞質色調ではなく，核クロマチン構造で分類されている．核クロマチン構造を「お饅頭」の「あんこ」に例えると，多染性赤芽球は「粒のあんこ」，正染性赤芽球は「こしあんこ」と考えるとわかりやすい．

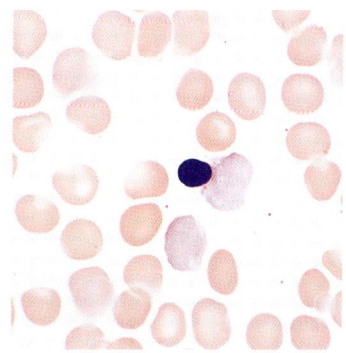

C-8　正染性赤芽球：まさに赤芽球から赤血球になろうとしている瞬間である．

1. 正常像

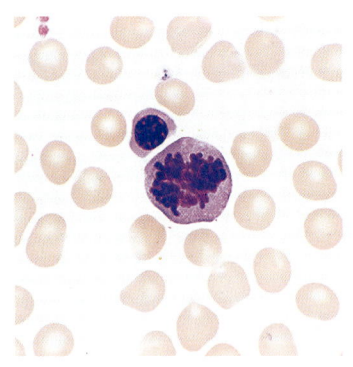

C-9 赤芽球分裂像 (mitosis) 分裂初期：分裂初期の像と思われる．染色体構造物が環状に認められる．

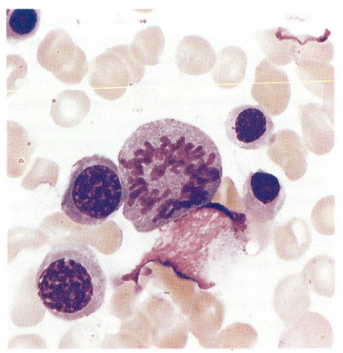 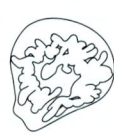

C-10 赤芽球分裂像 分裂中期：分裂中期の像と思われる．

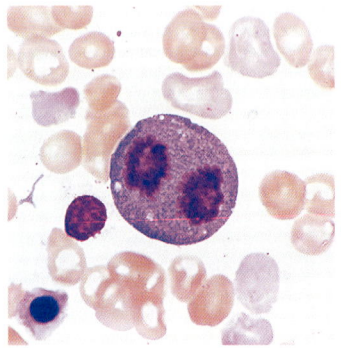 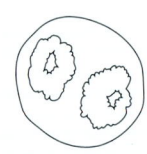

C-11 赤芽球分裂像 分裂後期：核が完全に2分裂しているのがわかる．

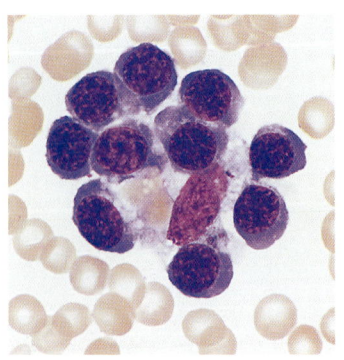 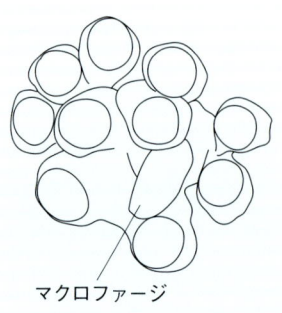

マクロファージ

C-12 赤芽球小島 (erythloblastic islet)：マクロファージを中心に赤芽球が数個から数十個取り巻き，ロゼット形成をしている細胞集団である．赤芽球がマクロファージから栄養分（主に鉄など）をもらっているとされている．通常造血でもみられることがあるが，とくに赤血球需要が高まっているときに多くみられる．

1. 正常像　D. 骨髄白血球系

骨髄内リンパ球，単球は形状が末梢血の形態とほぼ一致することから省略する．

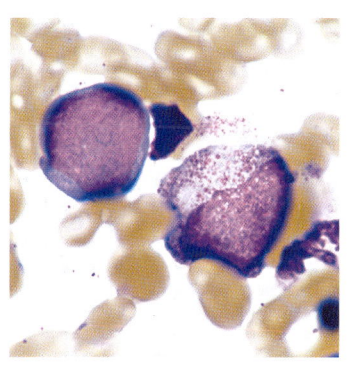 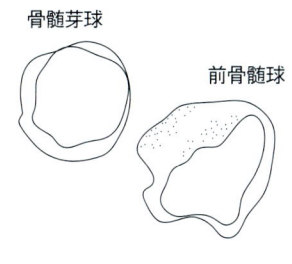

D-1　骨髄芽球 (myeloblast) と前骨髄球 (promyelocyte)：骨髄芽球（左上）はN/C（核・細胞質）比が大きく，クロマチンは繊細で細胞質の好塩基性は強い．前骨髄球（右下）は，核偏在性で細胞質の好塩基性が薄れ，豊富なアズール顆粒（一次顆粒，非特異的顆粒）を有することで骨髄芽球と異なる．(☆81)

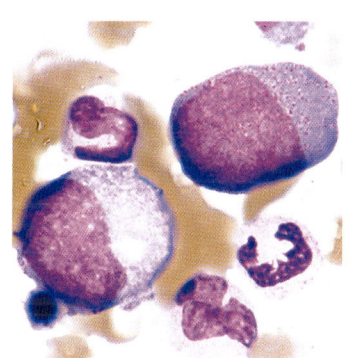 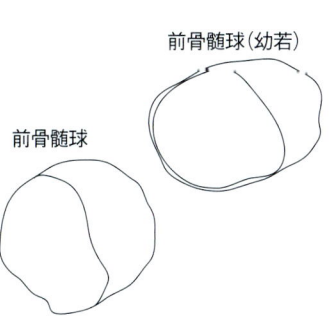

D-2　前骨髄球（幼若）と前骨髄球：N/C比は小さく，ゴルジ野の発達に伴う核偏在性から両細胞ともに前骨髄球と思われる．左下は，アズール顆粒は少ないがクロマチンは粗荒より前骨髄球である．右上は，N/C比はやや大きくクロマチンは繊細であるが粗大なアズール顆粒を有することより幼若型の前骨髄球と思われる．(☆81)

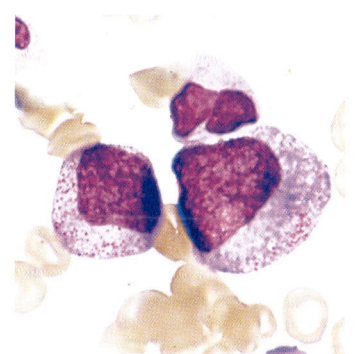 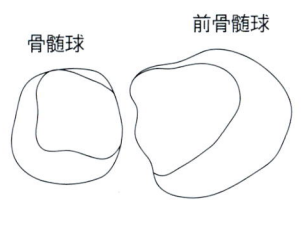

D-3　前骨髄球と骨髄球 (myelocyte)：顆粒球系ではともに分裂能を有する細胞である．通常，前骨髄球（右）は骨髄球より大型でアズール顆粒（一次顆粒，非特異的顆粒）を有するのに対し，骨髄球（左）は前骨髄球より小型で特異的顆粒（二次顆粒）を有する．(☆81, 82)

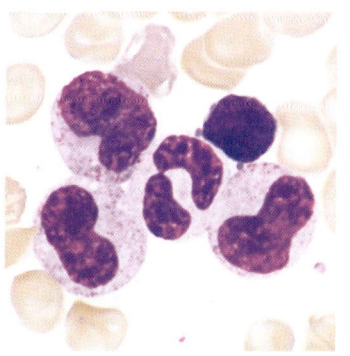 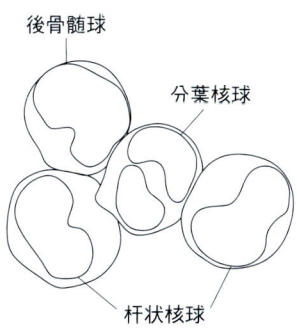

D-4　後骨髄球と杆状核球 (band cell or stab cell) と分葉核球 (segmented cell)：中央に4個の好中球がみられる．互いにクロマチンは凝縮傾向にある．核形の陥没（核の太さ）から，左から杆状核球，後骨髄球，分葉核球，杆状核球になる．中央右上はリンパ球である．(☆82)

1. 正常像

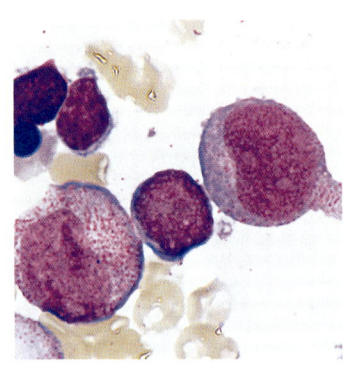 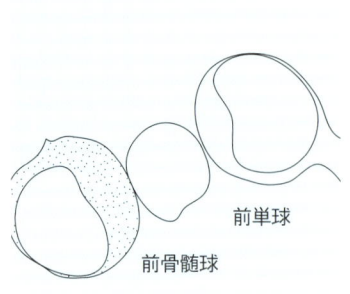

D-5 前骨髄球と前単球 (promonocyte)：前骨髄球（左下）は，核が偏在性，クロマチンが粗荒で好塩基性の細胞質には粗大なアズール顆粒を有する．前単球（右上）は，クロマチンがやや繊細で核小体と微細なアズール顆粒を有し，好塩基性の細胞質には舌状の突起がみられる．(☆81)

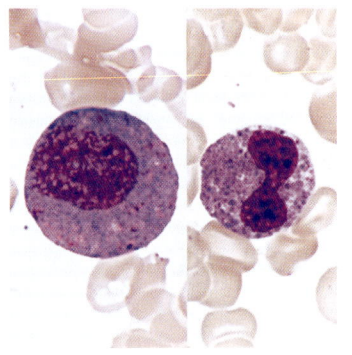 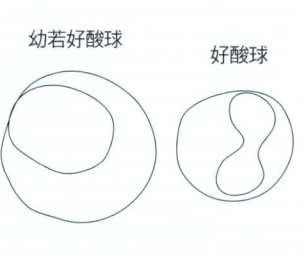

D-6 幼若好酸球 (eosinophil) と成熟好酸球：好酸球は細胞質の好酸性の色調と顆粒がポイントである．幼若型（左）の顆粒は黒ずんだ好酸性に対し，成熟型（右）の顆粒は鮮明な好酸性の色調が特徴である．(☆83)

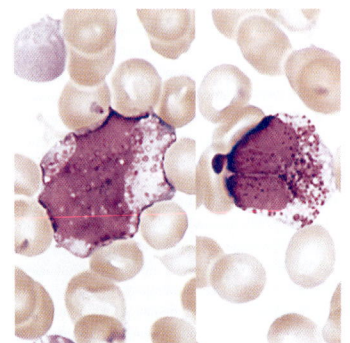 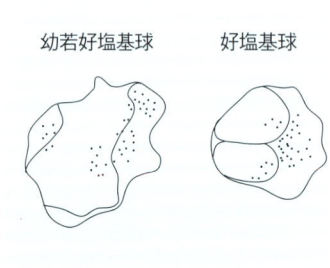

D-7 幼若好塩基球 (basophil) と成熟好塩基球：核にはクロマチンの凝集や結節がみられず平坦状で核の上にも顆粒の分散をみる．その顆粒はやや大きく，なかには水溶性のため空胞状を呈する．（左）は幼若好塩基球，（右）は成熟好塩基球である．
(☆83)

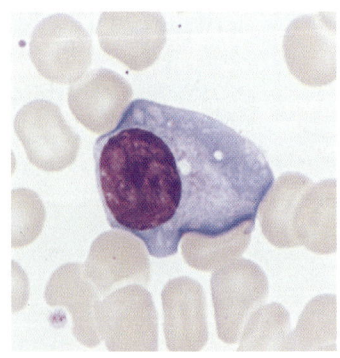 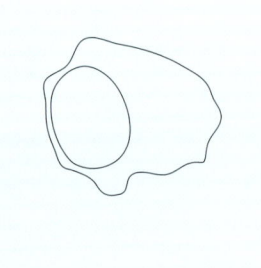

D-8 形質細胞：本細胞の大きさには大小不同が目立つ．大きさは，約12μmくらいから大きな細胞は30μmくらいのものまでみられる．核は偏在しているのが特徴で写真に示すように細胞辺縁からはみ出しそうである．核クロマチン構造は凝集塊がみられ，赤芽球様である．細胞質は，核周明庭はどの細胞でも共通にみられるが，色調は好塩基性が強いものから弱い細胞あるいは薄いピンク色を呈するなど多彩である．

【参考】Ferrata細胞 (tissue neutrophils)：核・細胞サイズがともに大きくて不整形．ピンク～ラベンダー色の好中性顆粒を有する細胞であり，細網細胞，細網内皮細胞，造血組織芽細胞などとも呼ばれる (Diggs LW)．

1. 正常像　E. 骨髄巨核球

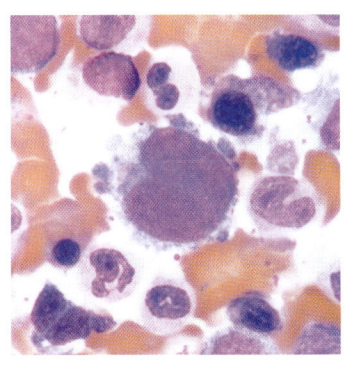
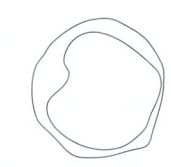

E-1　巨核芽球(megakaryoblast)：巨核芽球は，厳密な意味からは骨髄芽球との鑑別が困難である．通常は細胞の大きさで判断することが多く，8N，16N，32N相当の大きさのものがみられることもある．核はクロマチン構造が繊細で大きく，分葉傾向や核小体を有することもある．細胞質は好塩基性で青く，顆粒はみられない．本細胞は約40μm．16N相当の核は不整形で，細胞質は好塩基性で顆粒を認めず，巨核芽球と思われる．(☆84, 305)

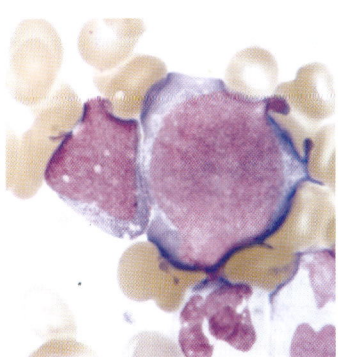
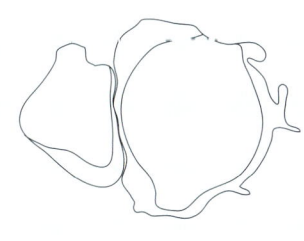

E-2　巨核芽球(megakaryocyte)：この細胞の大きさは約28μmで4N相当の核と思われる．核のクロマチン構造は，繊細で核小体は不明瞭だが中央にあるようにみえる．細胞質は狭く好塩基性が強くて顆粒を有しない．大きさを別にすれば骨髄芽球に類似し，この段階のものは巨核球前駆細胞と呼ばれることもある．(☆84, 305)

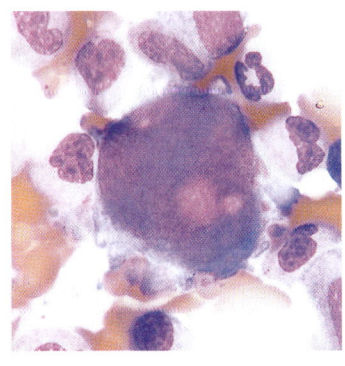
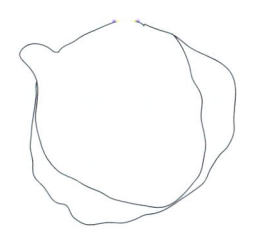

E-3　前巨核球(promegakaryocyte)（**塩基好性巨核球**）：巨核球は8N以降のものから血小板を産生する．前巨核球も通常8Nから64N相当のものがあり，細胞質の好塩基性は弱くなるも青味を残し，微細な顆粒がみられるのが特徴である．細胞は60～70μm．細胞質は乏しいものの好塩基性を有し，微細な顆粒がみられる．核は繊細さを残し分葉傾向もあり前巨核球と思われる．(☆84, 305)

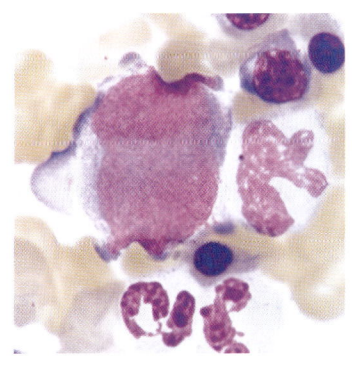
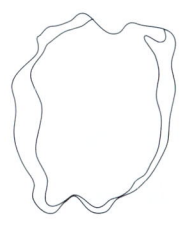

E-4　前巨核球（好塩基性巨核球）：巨核球の形態的な分類は難しく，細胞質の状態により好塩基性巨核球，顆粒を有する巨核球，血小板産生性巨核球と分けるのが無難であろう．この細胞は，核クロマチン構造にやや繊細さが減るものの，細胞質も青味を残し，形は，不整形で時に舌状の突起をみる．大きさを考えると巨核芽球も考えられるが，微細な顆粒が認められることより前巨核球とした．(☆84, 305)

1. 正常像

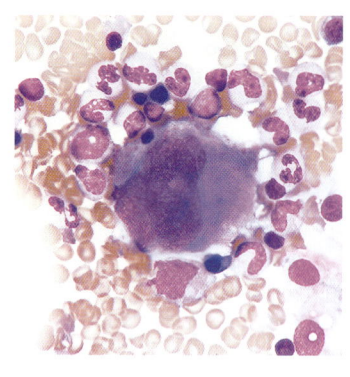 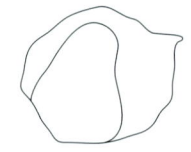

E-5　巨核球（顆粒を有する巨核球）：細胞質内に顆粒が充満し，細胞質の好塩基性がなくなったあたりから，巨核球と呼ばれ，核は核クロマチンの濃縮が進み，分葉が明瞭になる．核小体はみられない．血小板の産生の進み具合により分けると，この細胞は顆粒を有する巨核球で，大きさは，80μm．核に分葉がみられ，核クロマチン構造は粗い．細胞質内は顆粒で満たされている．（☆85，306）

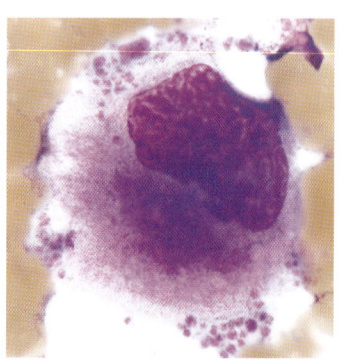 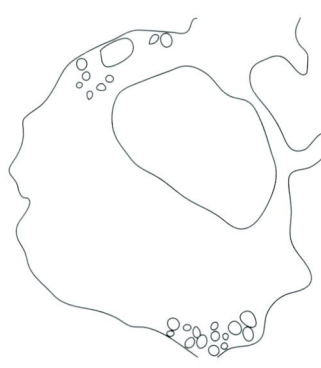

E-6　巨核球（血小板産生巨核球）：大きさは50～60μm．核のクロマチンに濃縮がみられ不整形である．細胞質は顆粒が豊富にあり，外側には血小板の集まりがみられる．血小板産生がみられる巨核球である．（☆85，306）

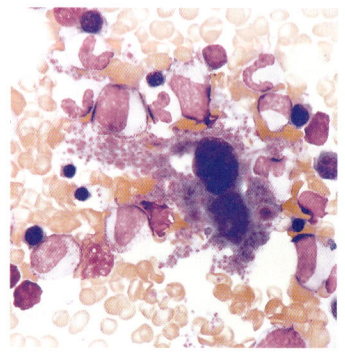 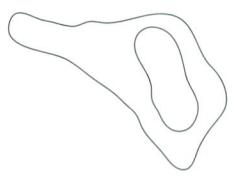

E-7　巨核球（血小板産生および分離巨核球）：巨核球は血小板を産生・分離してくると大きさを決めるのが難しくなる．この細胞は核の部分でみると80μmほどとみられるが，細胞質をみると120～150μmとなりはっきりしない．核の濃縮は強くなり，分葉もみられる．細胞質は血小板の産生が旺盛で，一部はちぎれて離れてみえる．（☆85，307）

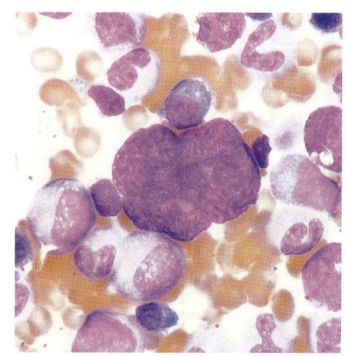 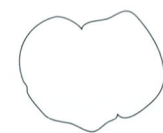

E-8　巨核球（裸核）：大きさが70μmくらいの核だけの細胞のようにみえる．血小板の産生放出が終わった巨核球であろう．細胞質がみられず裸核像である．（☆85，307）

1. 正常像　F. 骨髄にみるその他の細胞

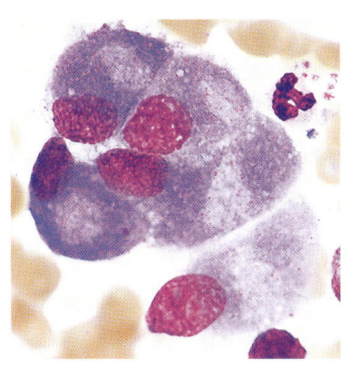 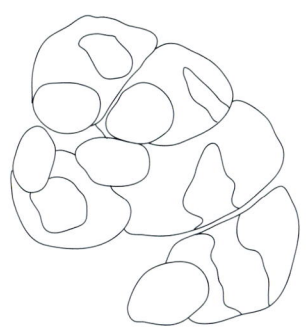

F-1　造骨細胞 (osteoblast)：細胞の大きさが20〜40μmの大型の細胞で，類円形から紡錘形を呈する．細胞の輪郭や辺縁は不明瞭である．核はほとんどが類円形で，クロマチン構造は網状構造である．細胞質は好塩基性を取り，嫌色庭と呼ばれる染色性のうすい部分が一部みられるのが特徴である．形質細胞と類似するので注意が必要である．5個の細胞集合像がみられる．造骨細胞は通常はほとんどみかけないが，小児の骨髄像で時にみることがある．

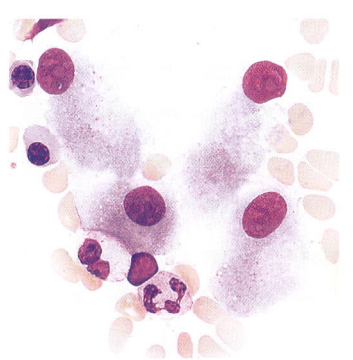 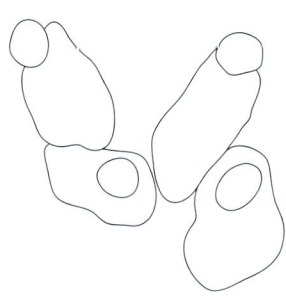

F-2　造骨細胞：4個の細胞がみられる．F-1に比較すると細胞質が広く感じられるが，標本の引き終わりで細胞がよく伸びているためと思われる．

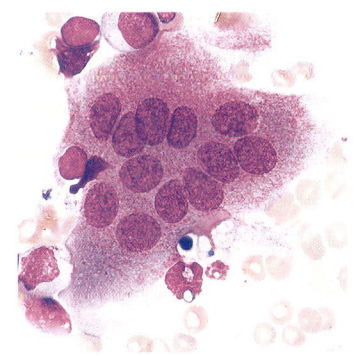 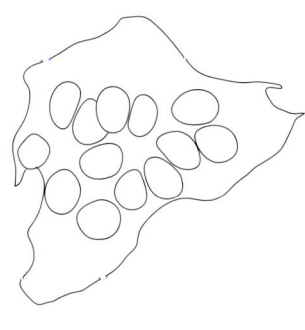

F-3　破骨細胞 (osteoclast)：細胞の大きさが約100μmの非常に大型の多核細胞である．核は15μm大のものが13個独立してみられる．核クロマチン構造は繊細からやや粗剛までみられ，核小体が明確にみられるものがある．細胞質はうすい好塩基性を呈するが，細胞質がアズール顆粒で満たされているため，判別がつかない．骨髄巨核球に類似するので注意が必要である．

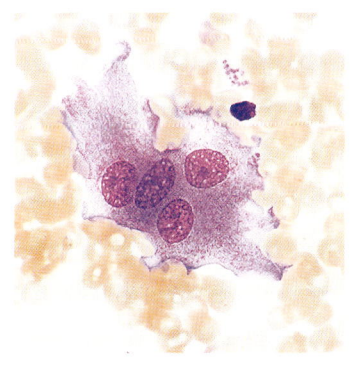 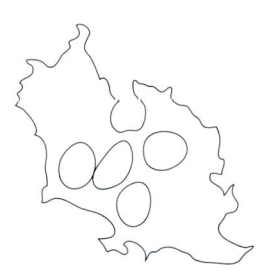

F-4　破骨細胞：多核細胞であることが特徴．本細胞の大きさは約50μmで4個の核がみられる．F-3に比較するとアズール顆粒がやや少ないようである．

1. 正常像

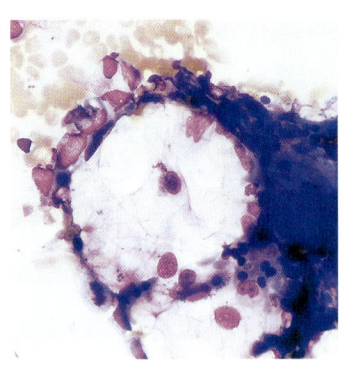 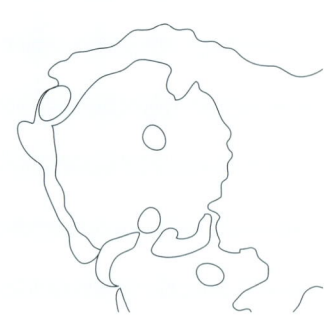

F-5 脂肪細胞 (fat cell)：大きさが100μm以上の大型細胞．核は15μm大で，細胞の中央付近にみられる．核クロマチン構造は粗剛で核小体はみられない．細胞質に脂肪が豊富に含まれているが，普通染色ではメタノールで固定するため脂肪が遊出し無構造で抜けてみえる．細胞質は無色透明で，顆粒や封入体などはみられない．大人の骨髄標本には比較的多く認められるが，小児の骨髄標本では観察されることは少ない．

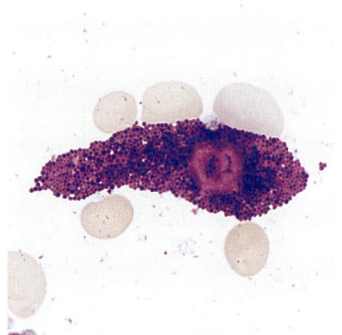 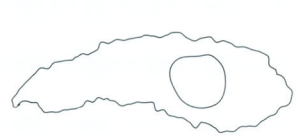

F-6 肥満細胞 (mast cell)：細胞の大きさが約50μmの紡錘形をした大型の細胞である．この細胞の特徴は何といっても顆粒にある．顆粒は大粒で大きさが均一な濃赤紫色のもので，細胞質に充満している．一見，好塩基球顆粒と類似するが，その顆粒が水溶性でないことが鑑別点でもある．

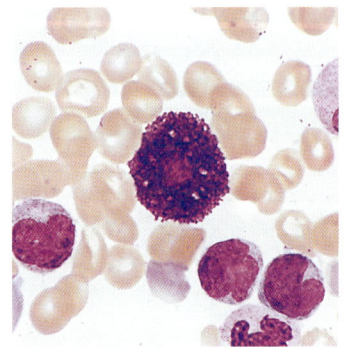 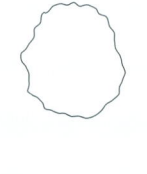

F-7 肥満細胞：細胞の大きさが約20〜30μmでほとんどが円形ないし類円形を呈している．核は豊富な顆粒によって判然としない．

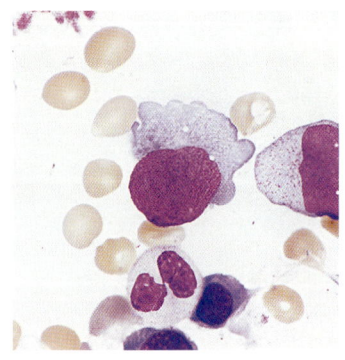 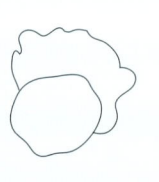

F-8 細網細胞 (reticulum cell)：細胞の大きさが約30μm，形態は円形である．核は円形でクロマチン構造は網状構造を呈する．細胞質は無色透明である．本細胞は細胞帰属が不明で，骨髄像分類上では「ゴミ箱的細胞」に相当し，分類不能細胞として分類されることもある．

F. 骨髄にみるその他の細胞

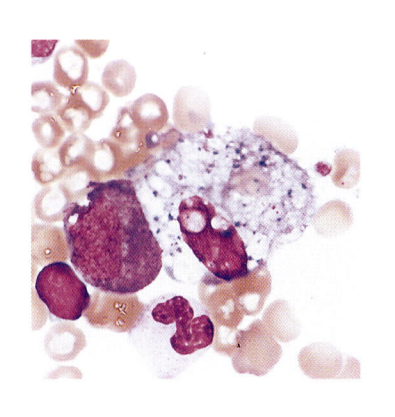

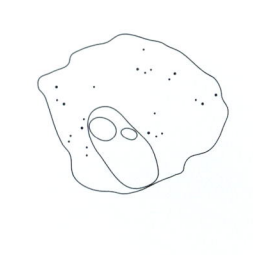

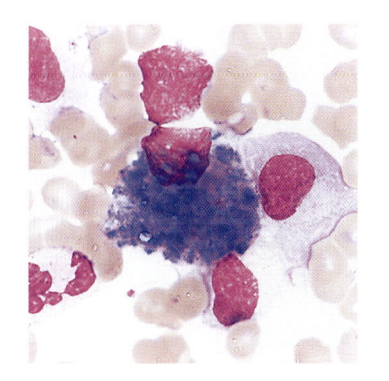

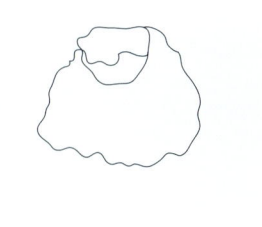

F-9　マクロファージ (macrophage)：細胞の大きさが30μmでN/C比は小さく核は楕円形を呈している．核クロマチン構造は判然としないが本来は網状構造を呈する．細胞質は透明感があり，顆粒状にみえるものはおそらく貪食したものだろう．マクロファージは末梢血を循環している単球から由来するとされる．しかし，単球とマクロファージは形態的にはまったく異なる．骨髄の中では単球とマクロファージは別々に分けて分類する．

F-10　青藍組織球 (sea blue histiocyte)：マクロファージは貪食能が旺盛なため，細胞質に種々貪食物がみられる．とくに貪食物が青色に染まり充満しているものを青藍組織球と呼ぶ．

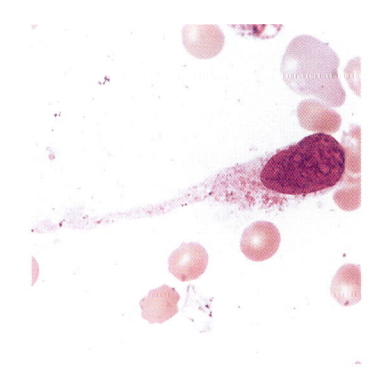

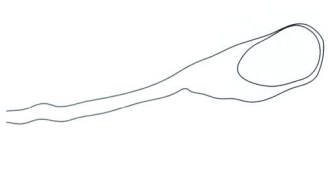

F-11　マクロファージ：細胞の大きさが約60μmで長い突起がみられる．核は楕円形を呈し，核クロマチン構造は網状構造を呈する．

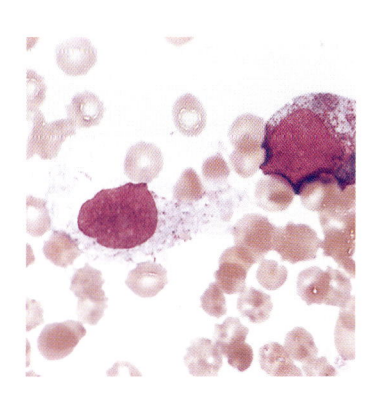

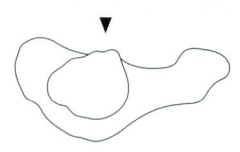

F-12　マクロファージ：細胞の大きさが約30μmで核は楕円形を呈している．核クロマチン構造は網状構造を呈する．細胞質は不鮮明で不整形，細胞の境界が判然としない．

2. 異常像　A. 末梢血赤血球系

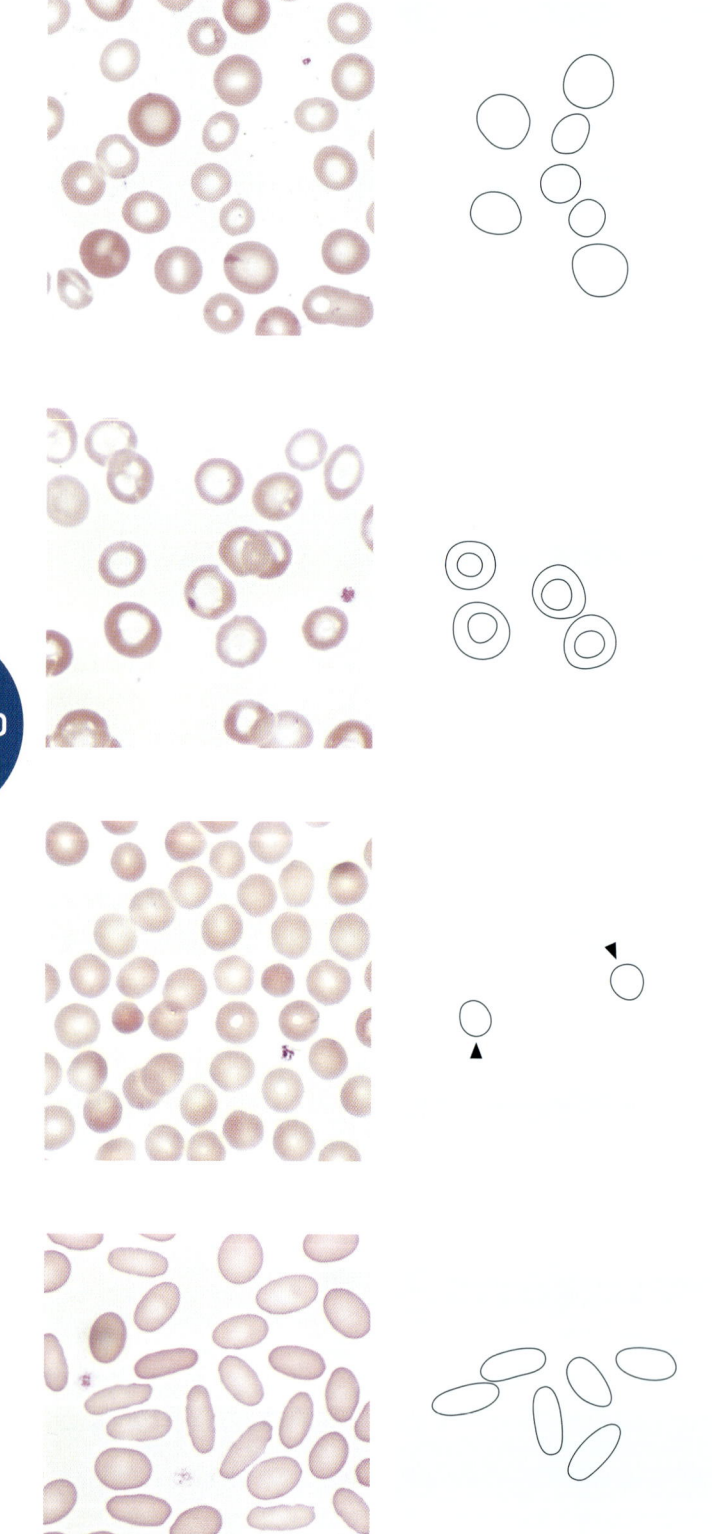

A-1　大小不同 (anisocytosis)：赤血球の大きさのばらつきが著しく大きい場合で，大赤血球または小赤血球が混在する．種々の貧血症でみられる．(☆91)
（市立岸和田市民病院杉山昌晃氏提供）

A-2　低色素性小球性赤血球（菲薄赤血球 leptocyte）：ヘモグロビン合成の低下時，すなわち鉄欠乏性貧血やサラセミア症などでみられる．ヘモグロビン量が少ないため中心部分の淡く染まる部分の面積が広く，大小不同症もみられる．(☆89)
（市立岸和田市民病院杉山昌晃氏提供）

A-3　球状赤血球 (spherocyte)：正常赤血球よりも直径はやや小さく，中央の淡く染まる部分がないために全体が濃く染まってみえる赤血球．典型的なものは中央部分が辺縁部よりも濃く染まってみえる．遺伝性球状赤血球症，自己免疫性溶血性貧血などで出現し，大小不同を伴う．写真は遺伝性球状赤血球症．(☆147, 178, 365)
（医療法人宝生会PL病院西垣雅子氏提供）

A-4　楕円赤血球 (ovalocyte, elliptocyte)：楕円形の赤血球で，遺伝性楕円赤血球症，鉄欠乏性貧血，巨赤芽球性貧血などでみられる．(☆10, 90)

A．末梢血赤血球系

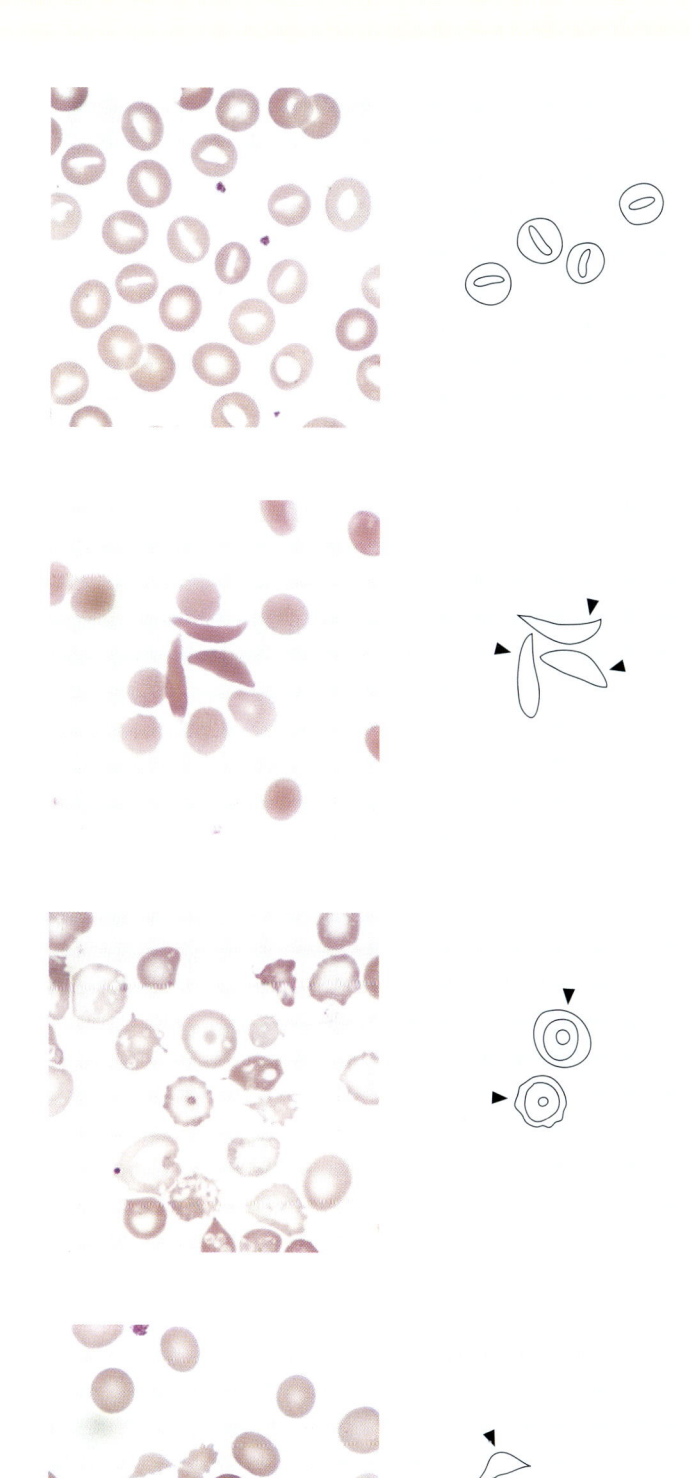

A-5　有口赤血球（口唇状赤血球 stomatocyte）：赤血球の中央の淡く染まる部分が細長くなり，口唇状にみえる赤血球のことで，遺伝性溶血性貧血などでみられる．（☆10，90，148，167）
（大阪府立急性期総合医療センター松井美智代氏提供）

A-6　鎌状赤血球（sickle cell）：ヘモグロビンS症でみられる．低酸素状態でヘモグロビンSの重合結晶化が起こり，鎌の刃状の赤血球が出現する．（☆10，90，148，369）

A-7　標的赤血球（target cell）：中心部と辺縁部が濃く，その中間が淡く染まり，標的状にみえる低色素性赤血球．サラセミア，鉄欠乏性貧血，閉塞性黄疸，異常ヘモグロビン症，LCAT欠乏症，摘脾後などでみられる．写真は重症型βサラセミア症．（☆10，91，149，167，168）

A-8　分裂赤血球（schistocyte）（破砕赤血球，赤血球断片 red cell fragment, burr cell）：機械的に壊れて生じた断片状の赤血球．ヘルメット形，三角形，著しく小型のものなどがある．心臓の弁膜異常，細小血管障害性溶血性貧血（溶血性尿毒症症候群（HUS），血栓性血小板減少性紫斑病（TTP））などでみられる．（☆10，92，96，152，300）
（市立岸和田市民病院杉山昌晃氏提供）

2. 異常像

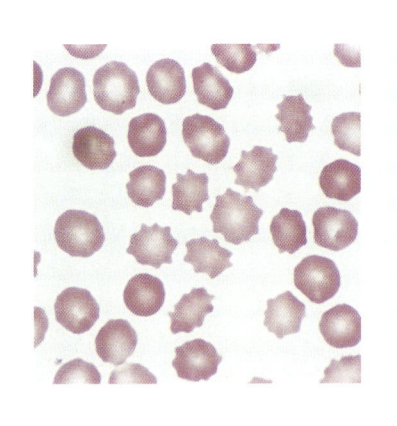

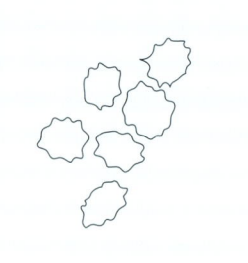

A-9　有棘赤血球 (acanthocyte)：一定の長さの突起を多数もつ赤血球．先天性無β-リポ蛋白血症，摘脾後，アルコール性肝硬変，後天的脂質代謝異常などでみられる．いが状赤血球(echinocyte)ないし金米糖状赤血球(crenated cell)などの人工的変化と区別すること．（☆10, 92, 140, 152, 153, 366）

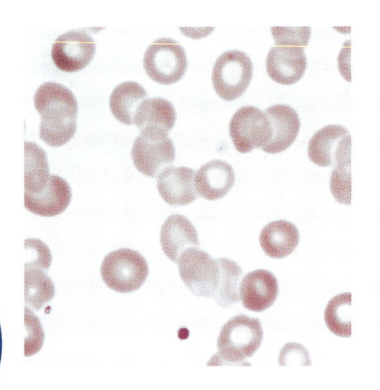

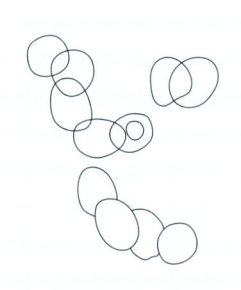

A-10　赤血球の連銭形成 (rouleax formation)：硬貨を重ねてそれをずらしたような赤血球が連なってみえる状態．赤血球凝集像とは全く異なる像である．高ガンマグロブリン血症などでみられる．生標本を位相差顕微鏡でみると連銭がよりはっきりみえる．（☆92, 156, 297）

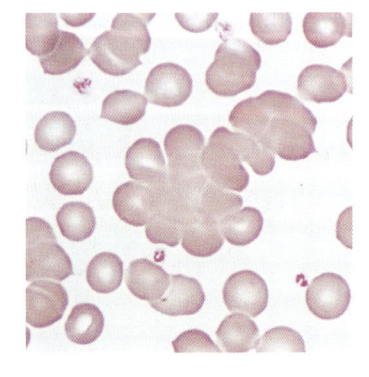

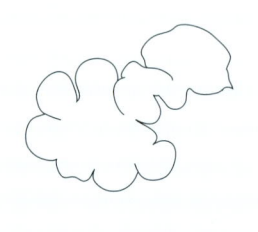

A-11　赤血球凝集 (aggregation)：不規則な赤血球凝集塊がみられる．自己免疫性溶血性貧血，寒冷凝集素症などでみられる．（☆93, 368）

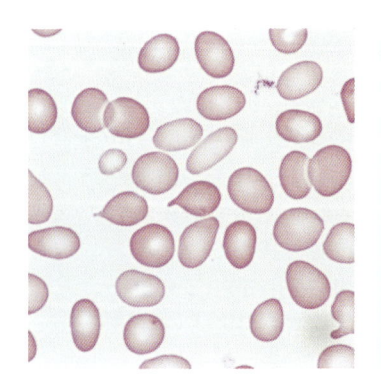

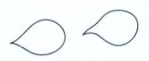

A-12　涙滴状赤血球 (dacrocyte, tear drop cell)：涙滴状の形態を示す赤血球．骨髄線維症でしばしば出現するが，サラセミア，癌の骨髄転移などでみられる．（☆10, 93, 157, 169, 367）
（医療法人宝生会PL病院西垣雅子氏提供）

A. 末梢血赤血球系

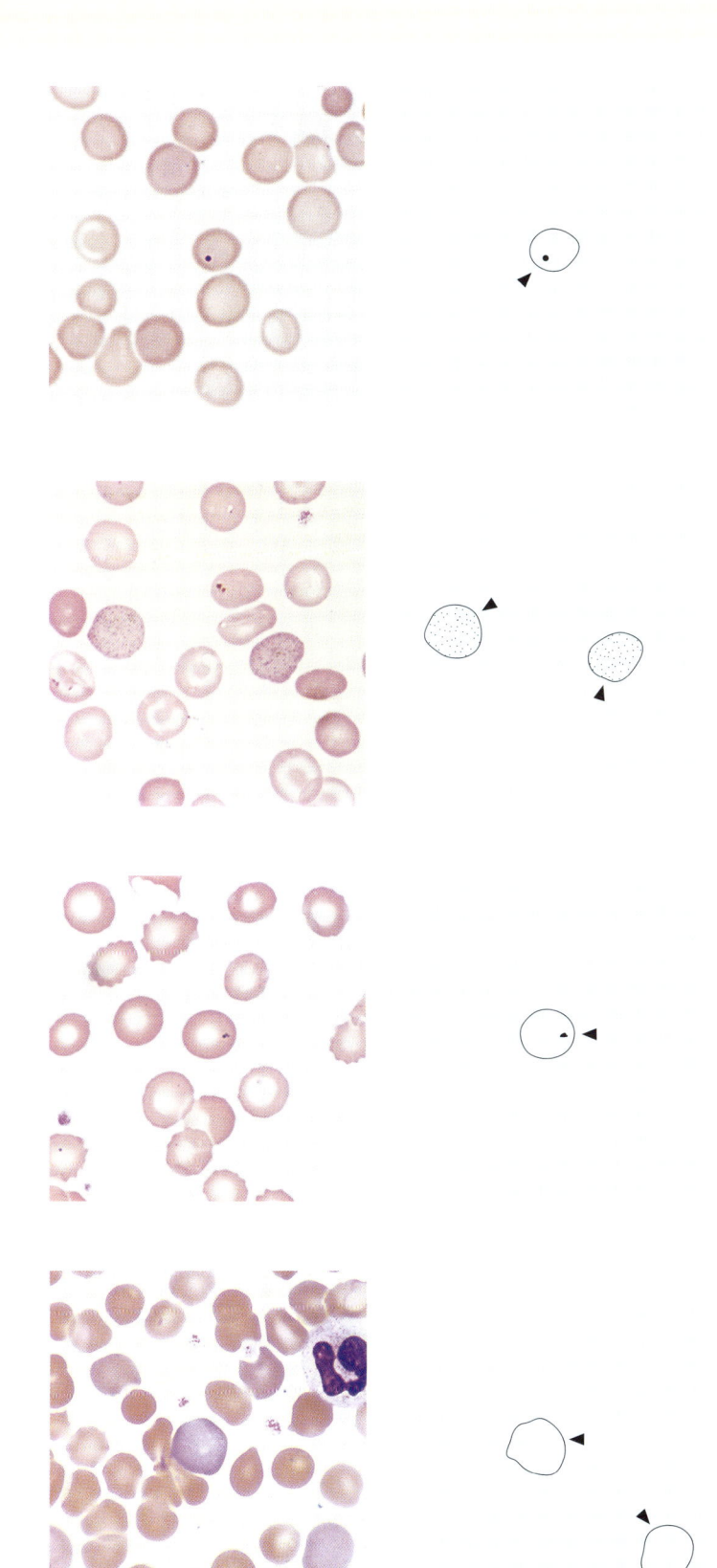

A-13　Howell-Jolly 小体：直径 1〜2μm の小体で，脱核の際に核（染色体）の一部が破断したものとされる．摘脾後，悪性貧血，MDS，サラセミア症などでみられる．(☆6, 10, 94, 157, 164, 165, 167, 181)

A-14　好塩基性斑点(basophilic stippling)：赤血球に出現する好塩基性（青灰色）に染まる微細な斑点のことで，鉛中毒，悪性貧血，サラセミア症，不安定ヘモグロビン症，MDS などで出現する．本図には標的赤血球も目立つ．(☆10, 94, 132, 152, 164, 165, 166)

A-15　パッペンハイマー小体(Pappenheimer body)：非ヘム鉄（フェリチン，ヘモジデリンなど）顆粒が普通染色で染まったもので濃青色小顆粒が 1〜数個みられる．鉄染色像では担鉄赤血球（シデロサイト）に相当する．鉄過剰状態を示唆し，鉄芽球性貧血，MDS，摘脾後などでみられる．(☆10, 94, 153, 160, 167)
（大阪府立急性期総合医療センター松井美智代氏提供）

A-16　多染性赤血球：RNA を多く含むために塩基性色素で青灰色（弱い好塩基性）に染まった赤血球で，幼熟段階にある網赤血球に相当する．著増しているときは溶血性貧血，鉄欠乏性貧血や悪性貧血の治療開始後などの網赤血球増加時，少数だが青色調が強く染まっている場合には MDS などでの赤血球造血異常の存在を示唆する．(☆10, 96, 147)

A-17　カボット環(Cabot ring)：赤紫色の細い線が円形または8の字状に染まるもので，紡錘糸の一部が残存したものとされている．摘脾後，悪性貧血をはじめ各種の重症貧血例などでみられる．（☆10, 96, 102, 165, 166）

A-18　赤芽球(erythroblast)：有核赤血球（N-RBC）とも呼ばれる．正常では骨髄にしかみられない正染性赤芽球，多染性赤芽球，まれに好塩基性赤芽球が末梢血液中に出現することがある．赤白血病（M6），溶血性貧血，骨髄線維症，悪性貧血，癌の骨髄転移などでよくみられる．小リンパ球と区別しなければならない．（☆96, 175）

A-19　網赤血球：ニューメチレン青（ブレッカー法）超生体染色による細胞（ギムザ染色なし）．末梢血液中の網赤血球の網状構造は1～2日で消失する．溶血性貧血で増加し，栄養素（鉄，ビタミンB_{12}，葉酸など）の欠乏による各種貧血の治療約5～10日後には一過性の分利的増加がみられる．再生不良性貧血，赤芽球癆などで減少する．（☆72, 161, 162, 171, 364）
（医療法人宝生会PL病院西垣雅子氏提供）

A-20　ハインツ小体(Heinz body)：超生体染色により，多くは赤血球膜近くに出現する1～5μmの人工沈殿物．ヘモグロビンの変性物（酸化縮合物）であり，摘脾後や溶血性貧血の一部（不安定ヘモグロビン症，G6PD欠乏症）などでみられる．Howell-Jolly小体とは染色法が異なる．（☆95, 163, 381）

2. 異常像　B. 骨髄赤芽球系

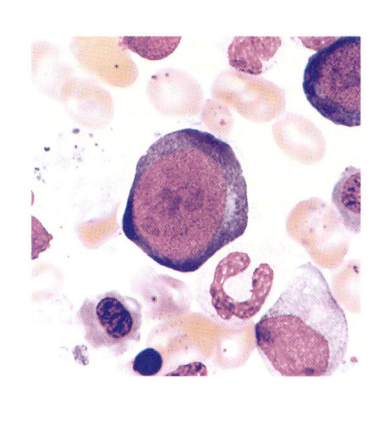

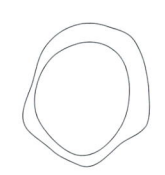

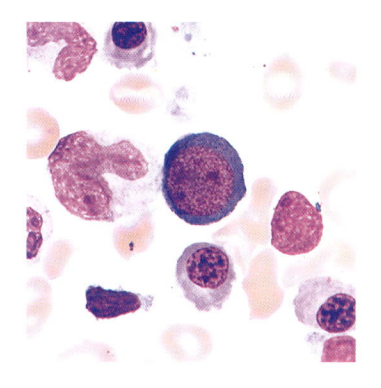

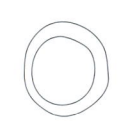

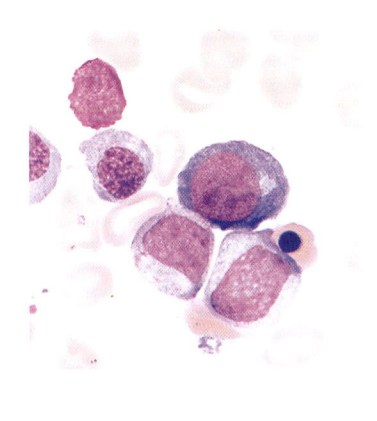

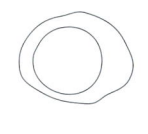

B-1　前巨赤芽球 (promegaloblast)：大きさが約30μmでN/C比が大きく細胞質が好塩基性に富む細胞である．核クロマチン構造は正常な前赤芽球と比較するとツブツブ感が強調され，核小体が明確に認められる．なんらかの原因でビタミンB₁₂や葉酸が不足するためDNA合成に異常をきたし，赤血球分化・成熟が障害される貧血でみられる．細胞の大型化と核成熟不良が特徴である．しかし，この段階の細胞では正常赤芽球との鑑別は困難とされる．

B-2　好塩基性巨赤芽球 (megaloblast)：大きさが約20μmでN/C比が大きく細胞質が好塩基性に富む細胞である．核クロマチン構造は凝集化がみられ，核小体らしい核内構造物がみられる．この段階では正常な好塩基性赤芽球に比べて細胞が大きく核クロマチン構造は未熟であり，はっきりした核・細胞質乖離現象はみつけられない．したがって，巨赤芽球かどうかの判断は困難で誤る可能性が高いので同定は避けるべきである．

B-3　好塩基性巨赤芽球：大きさが約20μmでN/C比が大きく，細胞質の好塩基性がやや弱くなってきている．核クロマチン構造は凝集化がみられるものの，まだ核小体らしい核内構造物が残る．

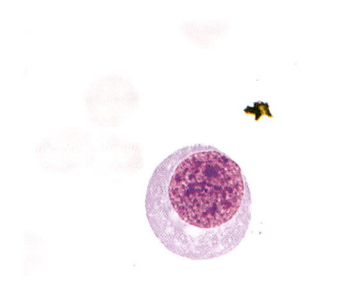

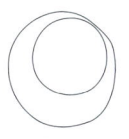

B-4　多染性巨赤芽球：大きさが約18μmでN/C比はだいぶ小さくなる．細胞質は好塩基性が消え，紫灰色になってきている．核クロマチン構造は凝集がみられる．この成熟段階ではじめて核と細胞質の成熟不一致が観察され，核は好塩基性赤芽球様なのに細胞質は多染性赤芽球の色調をとり，核の成熟が未熟方向に一段階ずれている印象をうける．核クロマチン構造は特徴的で，「奈良の大仏の頭髪様」と比喩されることもある．

2. 異常像

B-5　多染性巨赤芽球：大きさが約 15μm で N/C 比は小さくなってきている．細胞質は好塩基性が消え，紫灰色になってきている．核クロマチン構造は凝集がみられる．また，核形の不整や細胞質形の不整などの異型性もみられる．

B-6　正染性巨赤芽球：大きさが約 10μm で N/C 比は小さい．細胞質は赤橙色である．この段階の細胞は正常正染性赤芽球と比較すると，明らかに細胞が大きく，細胞質色調が赤橙色を呈する．この色調にもかかわらず，核クロマチン構造が「粒あんこ様」になっているものをみかけ，核の成熟が遅れていることが伺える．

B-7　多染性巨赤芽球様細胞：この細胞は急性骨髄性白血病患者の治療中にみられた多染性巨赤芽球様細胞である．ビタミン B_{12} 欠乏症などでみられる多染性巨赤芽球との鑑別は 1 個の細胞をみただけでは困難である．本細胞の大きさは約 15μm で N/C 比はやや大きい．細胞質は好塩基性が消え，紫灰色である．核クロマチン構造は凝集化がみられるが塊状化はみられない．

B-8　多染性巨赤芽球様細胞：B-7 と同症例にみられた細胞である．核分裂異常がみられ，2 核となった細胞と思われる．

2. 異常像　C. 白血球の細胞化学

ここで表示する芽球とは病的芽球を指し，白血病の病型分類はFAB分類，一部WHO分類に準ずる．

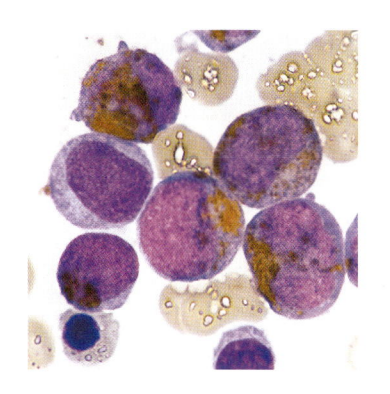

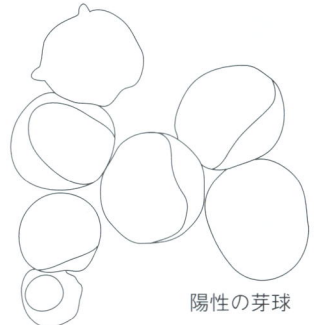

C-1　ペルオキシダーゼ(peroxidase, PO)染色：骨髄芽球にはMcJunkin法のベンチジン法にて黄褐色の陽性を認める．PO染色の陽性芽球比率3％以上が骨髄性の証明になり，本例は骨髄の芽球が90％以上より，FAB分類ではM1に分類される．(☆259)

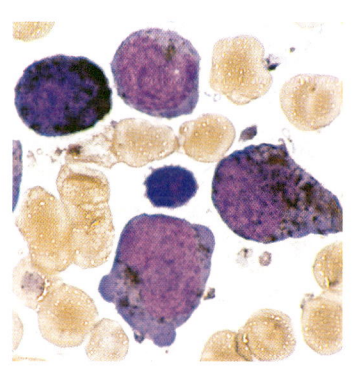

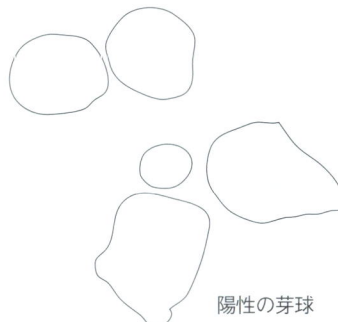

陽性の芽球

C-2　ズダン黒B (Sudan black B, SBB)染色：骨髄芽球は黒緑色に染め出される．黒緑色陽性物質はリン脂質とされ，PO染色との間に相関性がみられるため，骨髄性であることを証明する一法として利用される．本例はM1の症例である．(☆106)

陽性の芽球

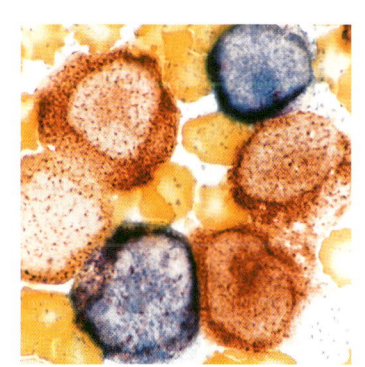

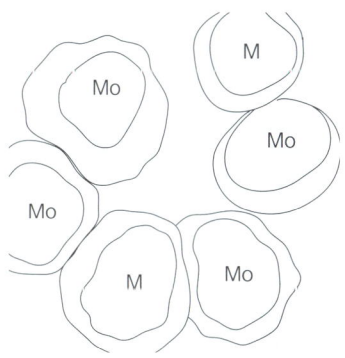

C-3　エステラーゼ(esterase, EST)二重染色：αナフチルブチレートに茶褐色の陽性単球系(Mo)顆粒とナフトールASDクロロアセテートと，青色の陽性骨髄系(M)顆粒が同時に証明されるEST二重染色法である．本例のような骨髄系と単球系が混在するM4に有効である．(☆258)

陽性の単芽球

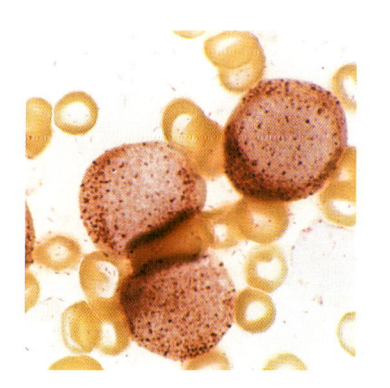

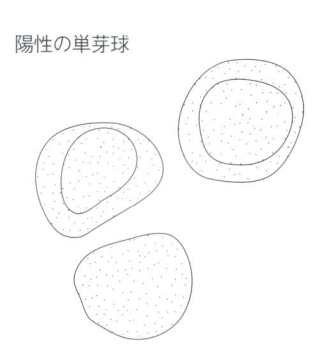

C-4　エステラーゼ(EST)染色：αナフチルブチレートを基質とした単染色で茶褐色の顆粒状陽性反応を示した単芽球である．この陽性物質はフッ化ソーダ(NaF)で阻害(陽性の色調が消失)されることでM5と診断できる．(☆262)

2. 異常像

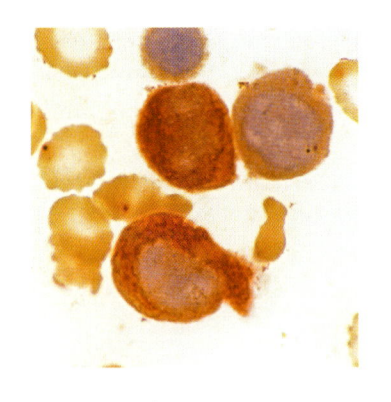

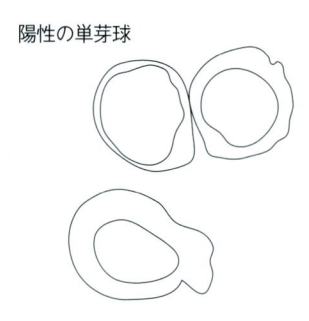

C-5 エステラーゼ（EST）染色：αナフチルアセテートを基質とした単染色で茶色のびまん性陽性を呈する単芽球である．一般に，染色の鋭敏性はαナフチルブチレート染色よりも高いが，陽性所見がびまん性分布のため判定には留意する．本例はM5の症例である．

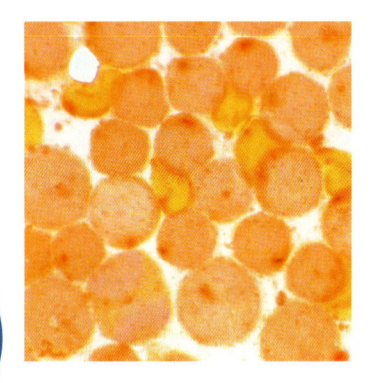

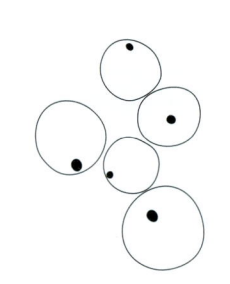

陽性の単芽球

C-6 酸性エステラーゼ染色［リンパ節］：単球を染色するためのエステラーゼ染色はpH6.3の緩衝液を用いるが，それを酸性（pH5.6）緩衝液に変えることでTリンパ球であることを証明できる．本例は，リンパ節のスタンプ標本で点状の陽性を呈したT細胞リンパ腫である．

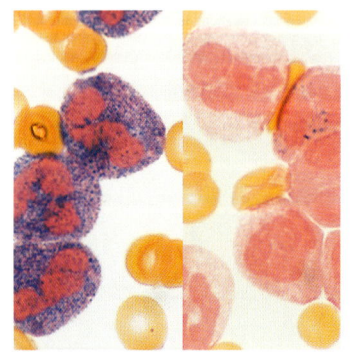

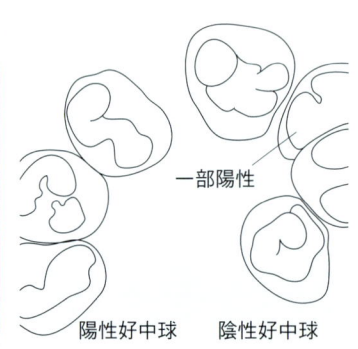

C-7 アルカリホスファターゼ (alkaline phosphatase, ALP) 染色：ALP染色の判定は，成熟好中球（杆状核球，分葉核球）に含まれる本酵素陽性顆粒の増減を指数にて算出する．類白血病反応（左）では強陽性を呈し，慢性骨髄性白血病（右）では陰性を呈するので，両者の鑑別に有効である．（☆224）

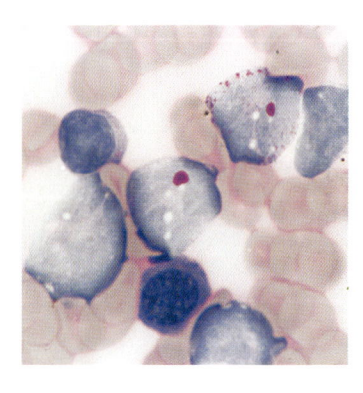

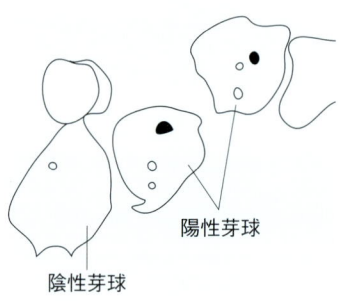

一部陽性
陽性好中球　陰性好中球

C-8 PAS (periodic acid-Schiff) 染色：多糖類のなかでもグリコーゲンの証明に利用される．リンパ芽球は，粗大顆粒状ないし点状の陽性顆粒としてみられ，鑑別診断に有効である．リンパ芽球で陰性のこともあるが，本例のような点状の陽性は急性リンパ性白血病の診断を強く裏付ける．（☆270）

陰性芽球　陽性芽球

C. 白血球の細胞化学

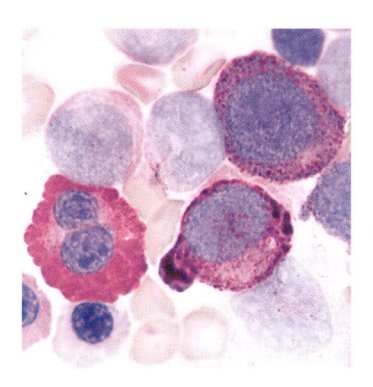

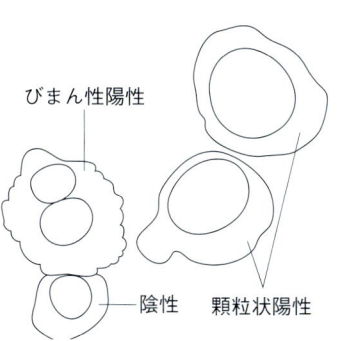

C-9 PAS染色：本染色は赤白血病の補助診断にも利用される．2個の大型な幼若赤芽球（中央右）は顆粒状に，二核の成熟赤芽球（左下）はびまん性に陽性顆粒がみられるが，陰性細胞も存在する．赤芽球系でのPAS陽性は腫瘍性も疑う重要な所見となる．本例はM6の症例である．(☆265)

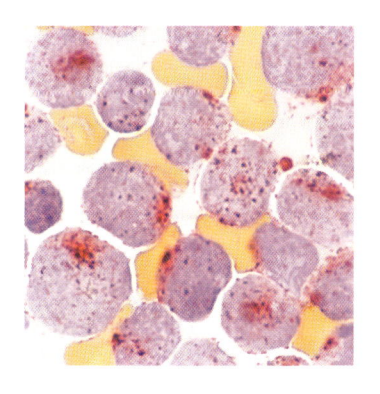

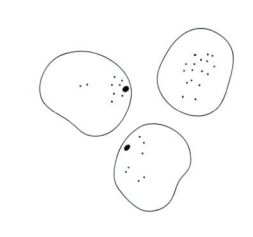

C-10 酸性ホスファターゼ (acid phosphatase, ACP) 染色：本染色はTリンパ球同定に有効である．正常Tリンパ球では小さな点状陽性を，腫瘍性Tリンパ球では大きな凝集塊状の陽性を呈する．本例はT細胞リンパ性白血病であり，大きな凝集塊状を呈することが多い．(☆227)

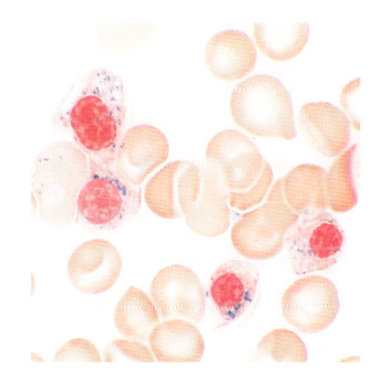

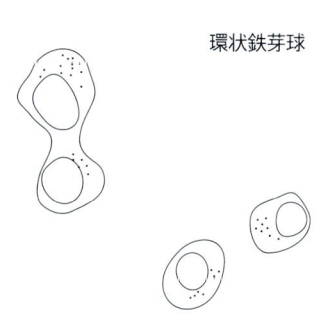

39

C-11 鉄 (Fe) 染色 (iron stain)：本染色は，骨髄中の含鉄赤芽球（シデロブラスト）をベルリン青法の陽性顆粒指数から探し求めるものである．含鉄赤芽球は正常造血時にも存在するが，鉄顆粒が核周囲を取り囲む赤芽球（環状鉄芽球）は病的である．本例は骨髄異形成症候群（MDS：RARS）の症例である．(☆273)

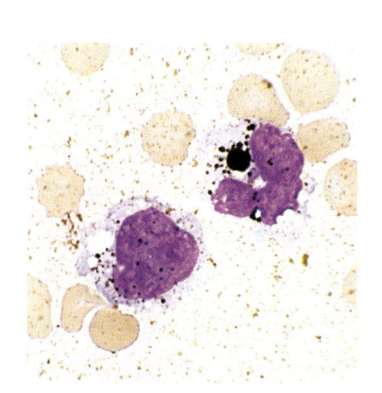

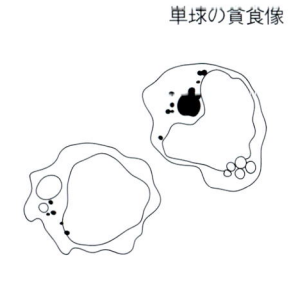

C-12 墨汁貪食試験 (Indian ink phagocytosis test)：白血球の異物貪食作用を利用したものである．墨汁を用いた方法では37℃3時間反応後，好中球や単球での貪食率を求める．本例は（中央上）の単球に貪食を認めた単球と単芽球であり，M5aの症例である．(☆228)

2. 異常像　D. 末梢血白血球系

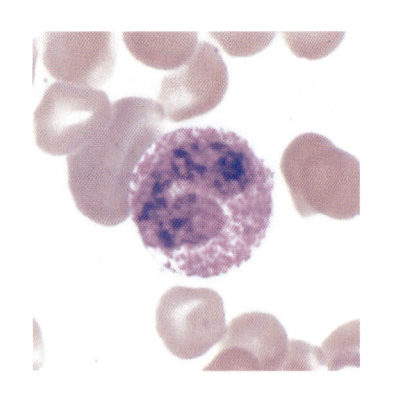

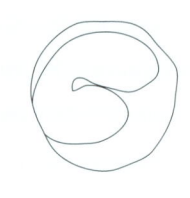

D-1　中毒性顆粒(toxic granule)：細胞質にみられる顆粒は好中性顆粒に比較して明らかに大きく強く染色されている．重症の感染症などで出現する所見といわれている．（☆107, 207）

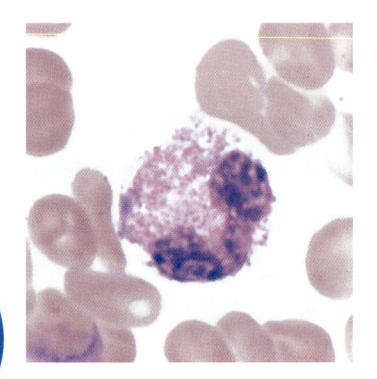

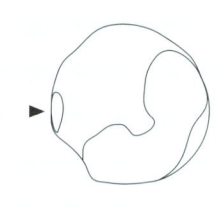

D-2　デーレ小体(Döhle body)：成熟好中球にみられる所見で，細胞質の一部（矢頭）が青色に染まっている．中毒性顆粒と同時にみられることが多い．（☆107, 207, 390）

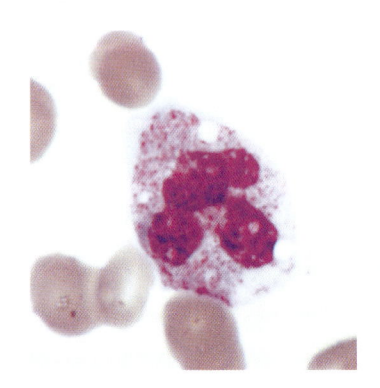

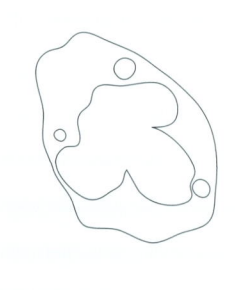

D-3　空胞変性(vacuole formation)：成熟好中球の細胞質に空胞がみられる所見は重症感染症などでよくみられる．成熟好中球の空胞が中毒性顆粒と同時にみられることも多い．（☆208）

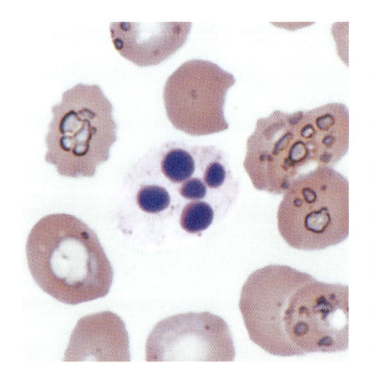

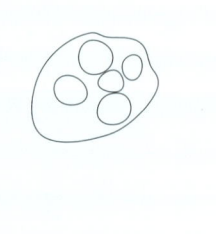

D-4　好中球のアポトーシス(apoptosis)：分節した核が濃縮して円形になり，核糸がみられない．細胞質の好中球性顆粒がわずかに存在することから好中球と判断できる．この写真は上の3枚と同じ重症感染症でみられた形態像であるが，癌化学療法中やEDTA血液を長時間放置した場合にもみられる所見である．

【参考】好中球核の左方移動：杆状核・後骨髄球が分葉球に比し増加した状態．

D.　末梢血白血球系

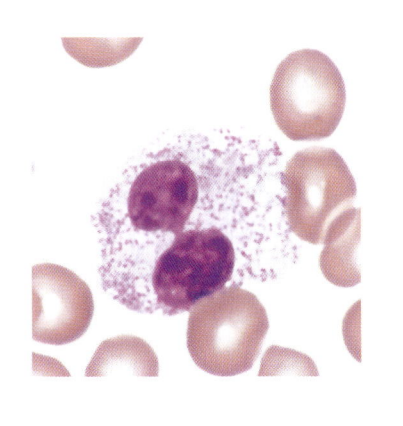

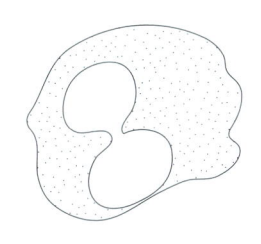

D-5　偽ペルガー異常 (pseud-Pelger anomaly)：好中球の核形状がダンゴ状で濃縮したクロマチン構造を呈している．ペルゲル核異常は先天性疾患であるが，後天的疾患で出現する場合は偽ペルガー異常と呼びMDSなどでみられる．(☆108，276)

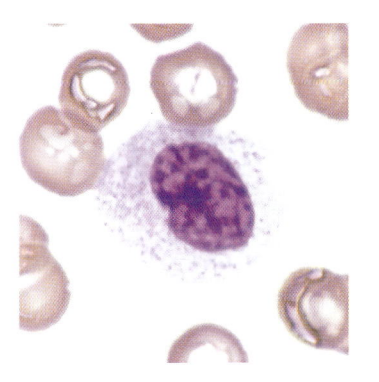

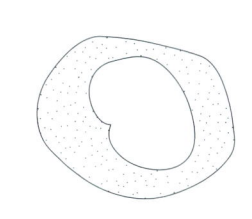

D-6　偽ペルガー異常：細胞質には好中性の顆粒がみられる．核は類円形で核形状のみでは骨髄球と分類される細胞である．しかしクロマチン凝集が強い点では成熟好中球に相当する．核の低分節化を呈した細胞と思われる．(☆276)

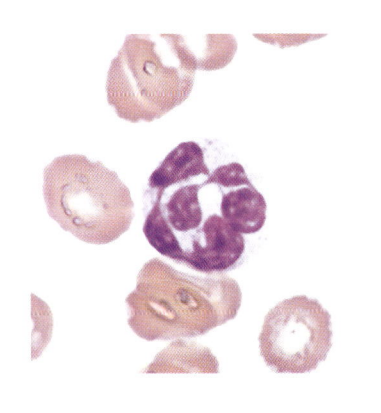

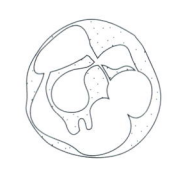

D-7　過分節好中球 (hypersegmented neutrophil)：写真は6分節の好中球である．健常人においては好中球の分節が5個以上の好中球はほとんどみられない．しかし巨赤芽球性貧血やMDSでは5個以上の分節核がみられ，それが診断根拠の一つとなる．(☆93，108，133，157，179)

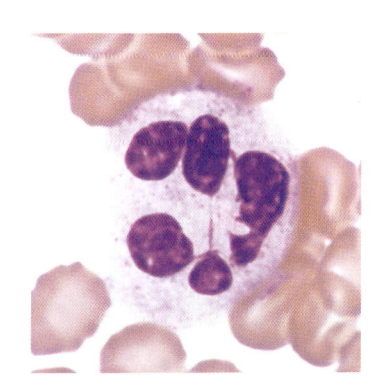

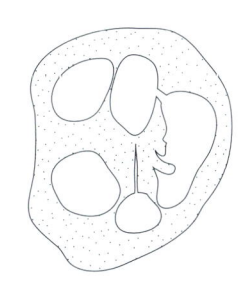

D-8　巨大過分節好中球：5分節の好中球であるが大きさが正常好中球の2倍程度(30μm)ある．この写真はMDS症例であるが，巨赤芽球性貧血でも出現する．過分節核好中球に限らず，巨大な杆状核好中球や後骨髄球がみられる場合も異常所見である(☆179)

2. 異常像

D-9 二次顆粒消失：本来成熟好中球の細胞質には好中性顆粒がみられるのが正常である．本好中球はMDSの症例で，顆粒成分はほとんどみられず細胞質がすりガラス状である．（☆392）

D-10 メイ・ヘグリン異常症 (May-Hegglin anomaly)：先天性疾患で好中球の細胞質に淡青色に染まるデーレ小体（矢頭）がみられる．巨大血小板がみられる（矢印）のもメイ・ヘグリン異常症の特徴である．（☆108, 304）

D-11 LE細胞（強拡大）：全身性エリテマトーデス患者の約75％で陽性．LE因子と補体が壊れた細胞の核に作用してできた均一無構造のLE小体を好中球（まれに単球）が貪食して形成される．特徴的細胞であり，通常は「LE細胞試験」で検出する．（☆111, 233, 234, 235）
（大阪市立大学医学部附属病院川有智靖子氏提供）

D-12 LE細胞（中拡大）：LE細胞試験で中拡大で観察すると，多数のLE細胞が集合しているのがわかる．（☆111, 233, 234, 235）

2. 異常像　E. 骨髄球系

提示症例での芽球とは病的芽球を指す．白血病の病型分類はFABないしWHO分類を使用する．急性白血病とMDSにおける芽球出現比率による鑑別境界は，FAB分類で30％以上，WHO分類では20％以上とされている．

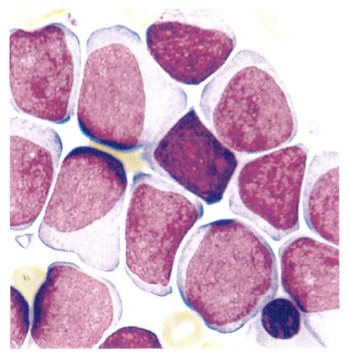

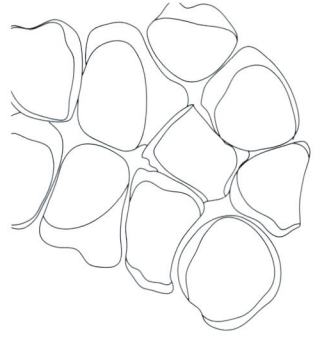

E-1　急性骨髄性白血病〔acute myelocytic leukemia, AML〕**[FAB：M0]**：芽球はアズール顆粒（Azur granule）やアウエル小体（Auer body）を認めず，PO染色に陰性である．表現型は骨髄系（CD13，CD33，抗MPO）が陽性であり，電顕ではミエロペルオキシダーゼ（MPO）にて骨髄性顆粒が証明され，骨髄性のなかでも最も未熟型として，M0に診断される．（☆112，123）

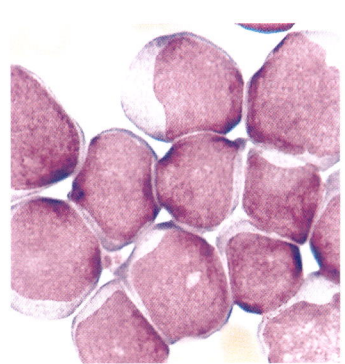

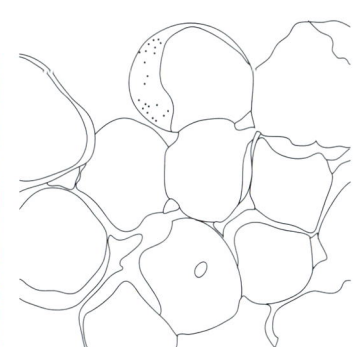

E-2　急性骨髄性白血病〔AML〕**[FAB：M1]**：アズール顆粒やアウエル小体を認める芽球が90％以上を占め，PO染色では芽球の3％以上が陽性であった．M0よりやや分化傾向にあるが芽球の割合から未分化型の範疇として，未分化型M1に診断される．（☆112，123）

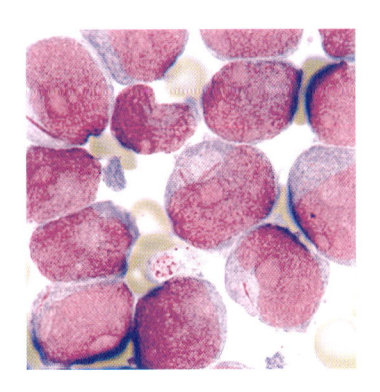

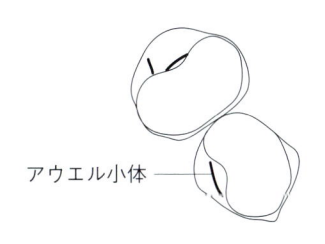

E-3　急性骨髄性白血病〔AML〕**[FAB：M2]**：FAB分類におけるM2の芽球の割合の基準は30～90％と幅広く，顆粒球系の分化傾向が著しい．本型ではアズール顆粒を有する芽球（type II芽球）が優勢で，アウエル小体がよくみられた．PO染色は成熟につれ強陽性のものが多くみられ，分化型のM2に診断される．（☆112，123）

アウエル小体

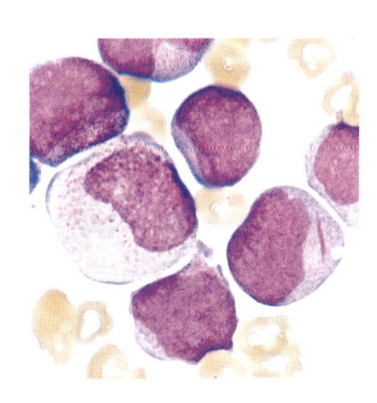

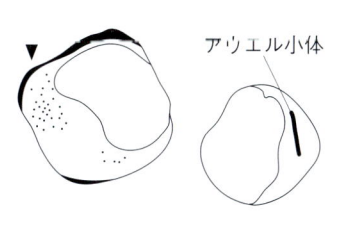

E-4　8；21転座を伴う急性骨髄性白血病〔AML〕**[FAB：t（8；21）M2]**：芽球は大小不同と核形不整が顕著で核小体が明瞭，アウエル小体を認める．成熟型の顆粒球（中央左）の細胞質には好塩基性の縁取り（矢頭）がみられ，芽球から分化したことがうかがえる．このような特徴的な形態は染色体で8；21転座症例であることを疑う所見である．本型は分化傾向が強いM2に多くみられる．

アウエル小体

2. 異常像

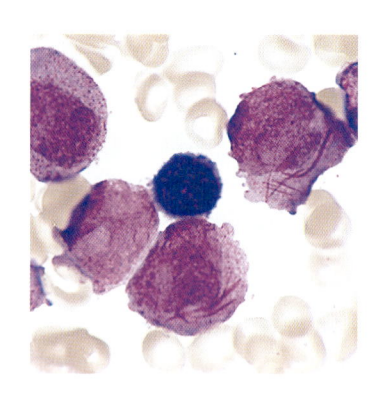

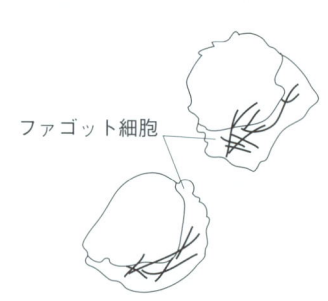

E-5 急性前骨髄性白血病〔acute promyelocytic leukemia, APL〕**[FAB：M3]**：豊富なアズール顆粒と，アウエル小体を束状にもつファゴット細胞 faggot cell を認める病的前骨髄球である．PO 染色において細胞質は強い陽性を呈した．染色体は高頻度に 15；17 転座を認めた．豊富な異常顆粒は播種性血管内凝固症候群（DIC）を引き起こしやすい M3 に診断される．（☆112，124）

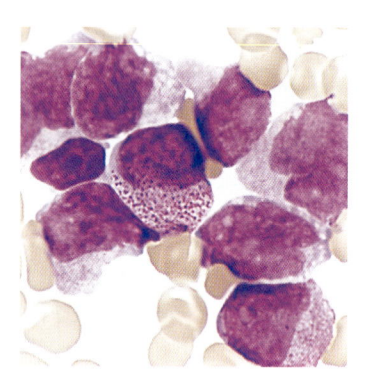

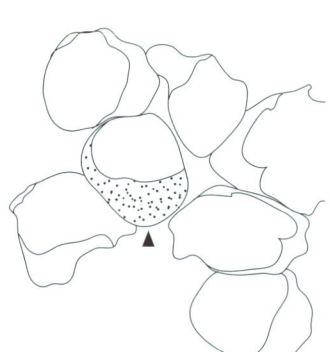

ファゴット細胞

E-6 急性前骨髄性白血病〔APL〕**[FAB：M3v]**：アズール顆粒の出現が乏しい M3 の亜型である．細胞周囲には中央のように豊富な顆粒を有するもの（矢頭）もあり，臨床的ならびに分子生物学的には M3 とされた．芽球形態は単球系に類似するが，PO 染色に強陽性で EST 染色に陰性であることが単球系とは異なる．（☆113，124）

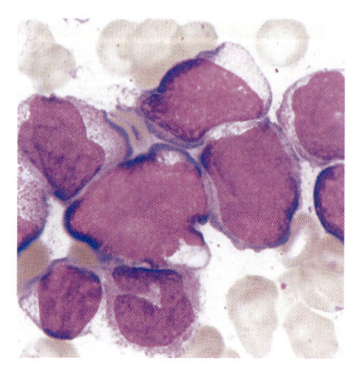

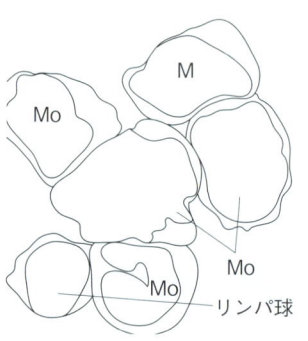

E-7 急性骨髄単球性白血病〔acute myelomonocytic leukemia, AMML〕**[FAB：M4]**：骨髄は芽球が 30％以上で，骨髄系（M）と単球系（Mo）が混在し，末梢血は単球数が 5,000/μL 以上を示すことから M4 に分類された．単球系は核形不整と核内への切れ込みが特徴である．PO 染色は骨髄系で陽性，単球系で陰性～弱陽性を呈する．EST 二重染色では骨髄系（青色）と単球系（茶褐色）に二分される．（☆113，124）

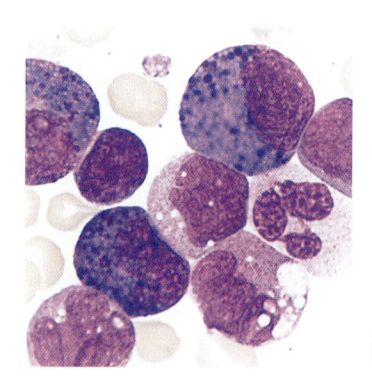

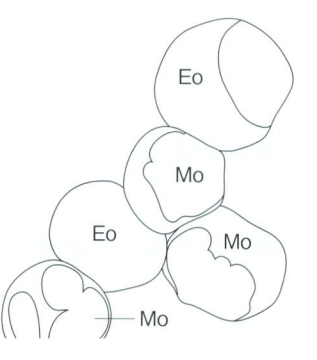

リンパ球

E-8 急性骨髄単球性白血病〔AMML〕**[FAB：M4Eo]**：M4 を基本型に，骨髄では単球（Mo）のほかに病的好酸球（Eo）の出現がポイントとなる．正常に比べると大型な好酸性の顆粒を有する病的好酸球（Eo）が骨髄中にみられる．本型は染色体では inv16（16 番染色体の逆位）を認めるのが特徴的である．

E. 骨髄球系

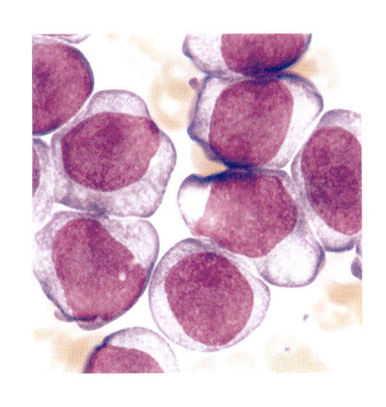

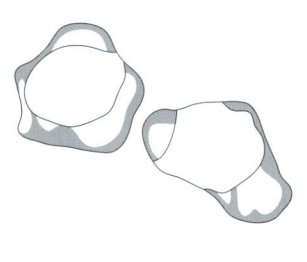

E-9　急性単球性白血病〔acute monocytic leukemia, AMoL〕**[FAB：M5a]**：N/C 比の小さい核小体を有する単芽球が全単球系中 80％以上を占める白血病である．細胞質の好塩基性は辺縁ほど強く肥厚してみられる．PO 染色に陰性，EST 染色で強陽性を呈し，フッ化ソーダ（NaF）に阻害される未分化な単球性白血病である．（☆113，125）

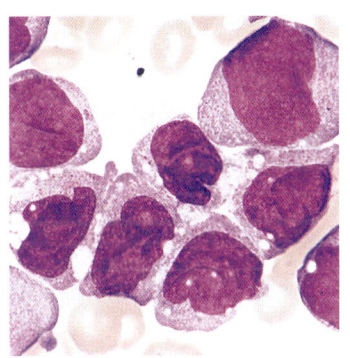

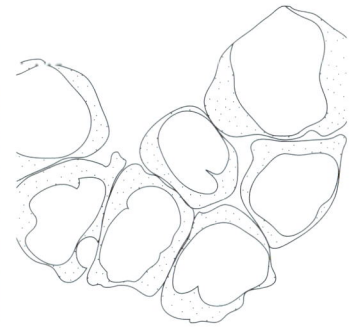

E-10　急性単球性白血病〔AMoL〕**[FAB：M5b]**：単芽球から単球への分化傾向をもつ白血病で，単芽球は全単球の 80％以下．前単球は，単球に比べて大型で，核形不整や微細なアズール顆粒を有することが特徴である．PO 染色は前単球あたりから弱陽性となり，EST 染色は M5a と同様の所見となる．（☆113，126）

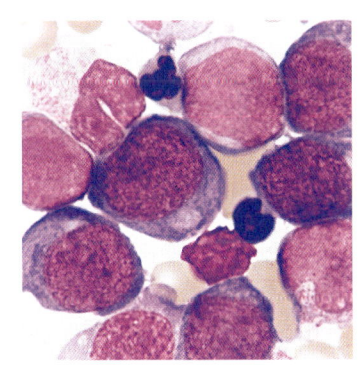

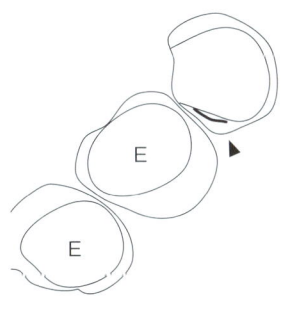

E-11　赤白血病〔erythroleukemia, EL〕**[FAB：M6，WHO：M6a]**：赤芽球と骨髄芽球が混在する白血病．赤芽球は正常に比べて，巨赤芽球様変化を呈する病的赤芽球や幼若赤芽球（好塩基性のもの：E）が有核細胞の 50％以上を占める．骨髄芽球は急性白血病診断基準である 30％（WHO：20％）を超え，なかにはアウエル小体（矢頭）を有するものがみられた．（☆114，127）

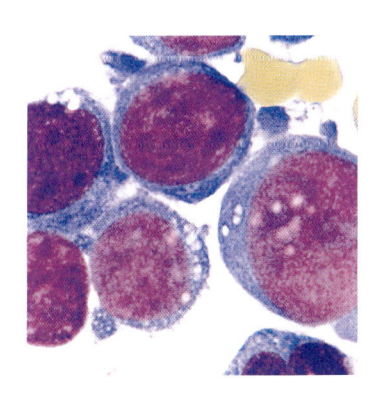

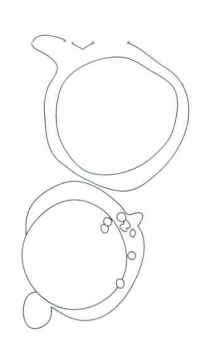

E-12　赤白血病〔EL〕**[WHO：M6b]**：本型は未熟赤芽球が優位の急性白血病である．芽球は大型で好塩基性が強く，細胞質には舌状の突起物がみられる．未熟芽球の起源を光顕的に診断することは困難であるが，表現型でグリコホリン A と電顕でフェリチンや θ 顆粒の証明が補助診断となり，M6b と診断された．

45

2. 異常像

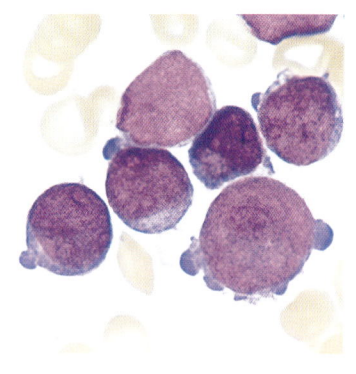

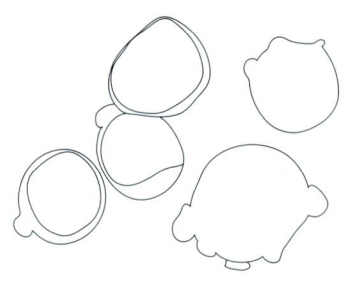

E-13 巨核球性白血病〔megakaryocytic leukemia, MGKL〕[**FAB：M7**]：大小の芽球は核の染まりが濃染のものと淡染のものとが混在する．細胞質にはそれぞれ蕾や水泡状の突起物がみられた．本型の特徴でもある．PO染色は陰性で，表現型では血小板膜糖蛋白のⅡbⅢa（CD41）やⅠb（CD42）が陽性で，さらに電顕では血小板ペルオキシダーゼ（PPO）が証明され，M7に診断される．（☆114，127，128）

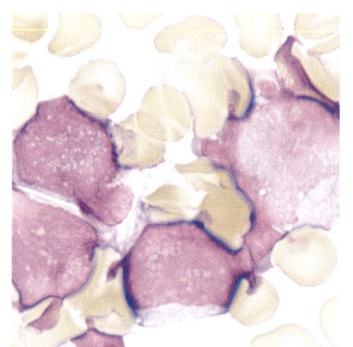

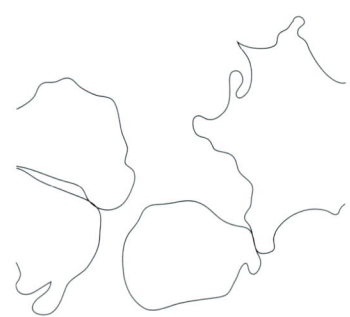

E-14 一過性異常骨髄増殖症〔transient abnormal myelopoiesis, TAM〕（骨髄）：生後6週以内に発症し，ダウン症を伴い一過性に末梢血や骨髄に形態異常の少ない芽球が出現した症例である．経過中に芽球は消失したが，初診時はダウン症を伴うM7との鑑別が求められた．本症の原因として感染などに対する反応異常や造血レベルの異常が推定される．

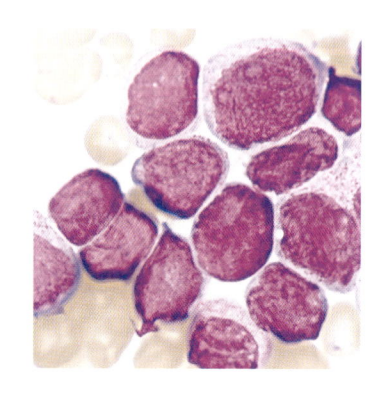

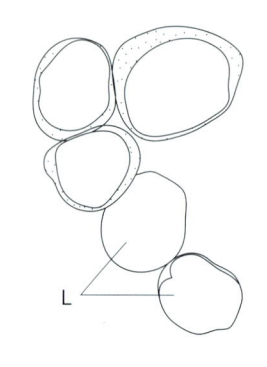

E-15 系統不詳の急性白血病[**WHO**] acute bilineal leukemia：骨髄にて増加する芽球のなかに，骨髄芽球とリンパ芽球（L）が混在する白血病（bilineal type）である．二系統が混在するため光顕的には鑑別しやすい．一般に大型で顆粒を有する細胞が骨髄系，小型でN/C比の大きい細胞がリンパ系．確定診断には表現型で骨髄系とリンパ系のマーカーを証明する必要がある．

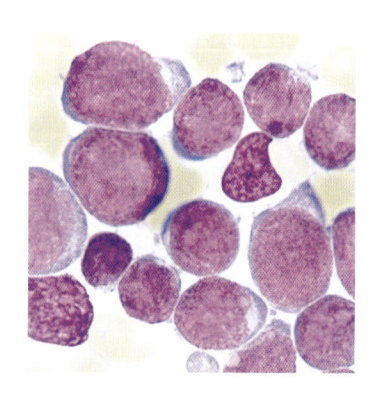

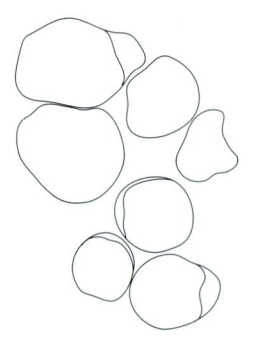

E-16 系統不詳の急性白血病[**WHO**] biphenotypic leukemia：一つの細胞が骨髄性とリンパ性の両方の性格を有する白血病（biphenotyic type）である．形態的には大小の芽球の混在が特徴であるが，PO染色やPAS染色が陰性の場合，光顕的には診断が困難であり表現型が決め手になる．すなわち，骨髄系とリンパ系のマーカーが同時に検出される必要がある．本型は治療抵抗性であった．

E. 骨髄球系

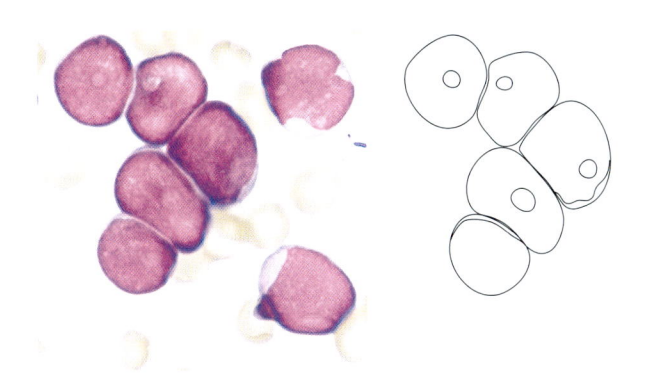

E-17 系統不詳の急性白血病〔WHO〕 acute undifferentiated leukemia：N/C比の大きい小型の芽球は，クロマチンがやや繊細で小さな核小体を認める．PO染色やその他の細胞化学染色はすべて陰性であった．表現型はCD7のみが陽性で未分化型の白血病と思われた．

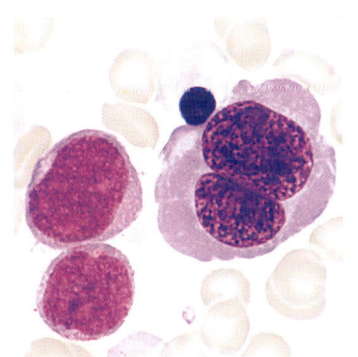

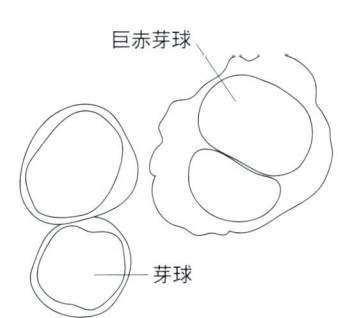

E-18 多血球系異形成を伴う急性骨髄性白血病〔WHO〕：芽球は20％以上を占め，さらに二系統以上に50％以上の異形成を認めた．左に2個の骨髄芽球，右に二核の巨赤芽球様細胞を認めた．

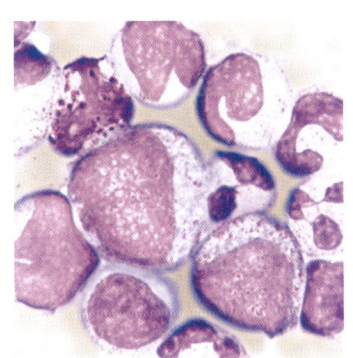

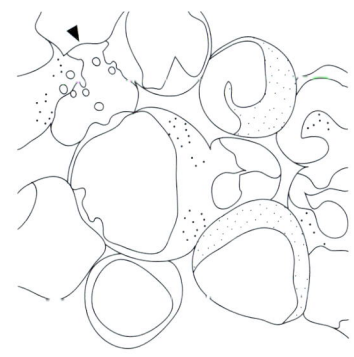

E-19 慢性骨髄性白血病〔chronic myeloid leukemia, CML〕**（骨髄）**：骨髄系が優勢で，かつ芽球から好中球までの各成熟段階を認める．周囲には好塩基球（矢頭）や好酸球の増加も認める．末梢血では，幼若顆粒球の出現や好塩基球，好酸球の軽度増加，ALP染色の活性低下が診断に有効となる．染色体・遺伝子検査では，9；22転座（Ph染色体）やBCR-ABL遺伝子を証明することでCMLの慢性期として診断される．（☆236, 237）

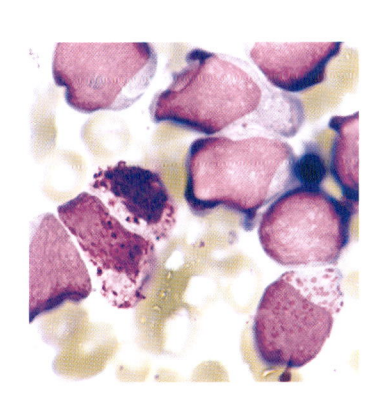

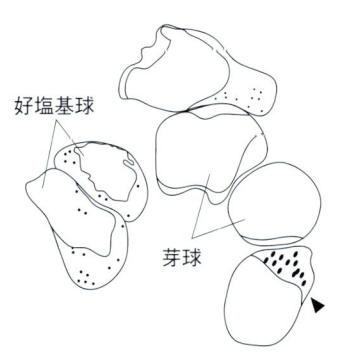

E-20 慢性骨髄性白血病〔CML〕の急性転化（骨髄）：CMLの慢性期を経過後，急性白血病へ移行する（急性転化）ことが多い．末梢血では，血小板減少や芽球の出現，好塩基球（矢頭）や好酸球の増加が重要な急性化所見になる．本例は好塩基球と芽球の増加（blast crisis）がみられ急性骨髄性白血病へ転化したものである．（☆237）

2. 異常像

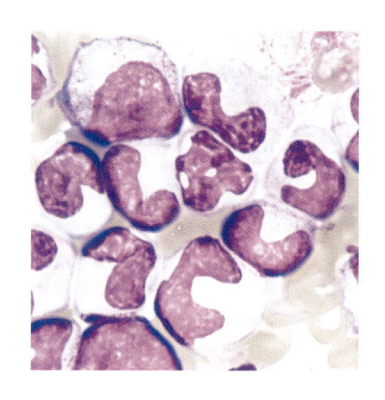

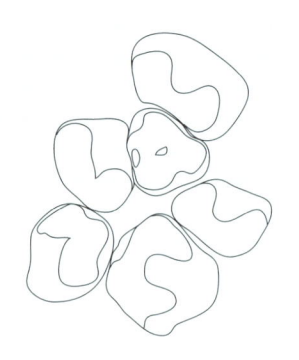

E-21 慢性好中球性白血病 [CNL]（骨髄）：末梢血では，成熟好中球を主とする白血球の持続的な増加（20,000/μL）がみられる．骨髄でも同様に成熟好中球の著増がみられる．CMLに類似するが，Ph染色体は陰性，好中球のALP染色の活性は高いことが異なる．臨床的に原因疾患となるものを認めないことが診断根拠の一つとなる．

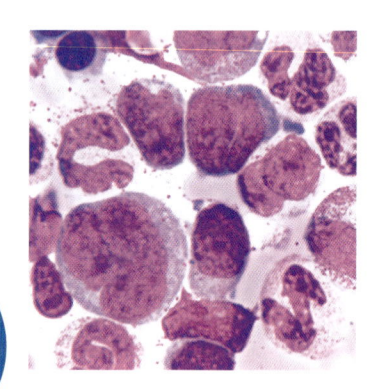

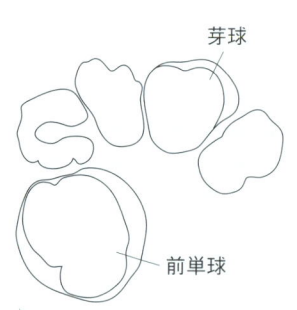

E-22 慢性骨髄単球性白血病 [CMMOL]（骨髄）：末梢血で基礎疾患のない単球数の持続性（3週間以上）増加（1,000/μL以上）を認める．成熟単球が主体であるが，骨髄では芽球，前単球が20％以下で，単球の軽度増加以外に1系統以上の異形成を認める．Ph染色体は陰性である．WHO分類では，骨髄の芽球が10％以下はCMML-1とし，20％以下またはアウエル小体を認めるものはCMML-2と分類する．（☆280）

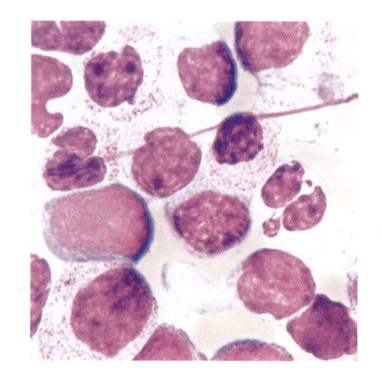

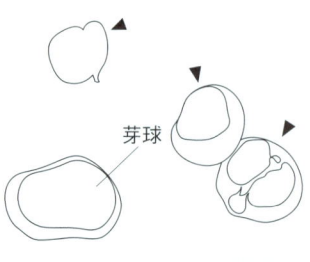

E-23 非定型慢性骨髄性白血病 [aCML]（骨髄）：形態的にはほぼCMLに類似するが，増加する顆粒球系に強度の異形成（ペルゲル様核形異常：矢頭，脱顆粒など）を認める．Ph染色体またはBCR-ABL遺伝子が陰性であることから本症と診断された．

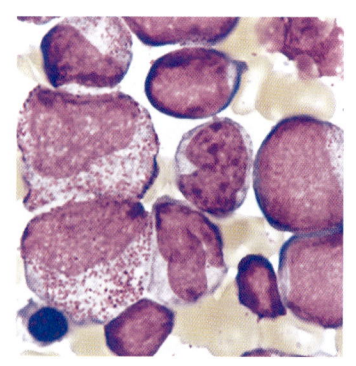

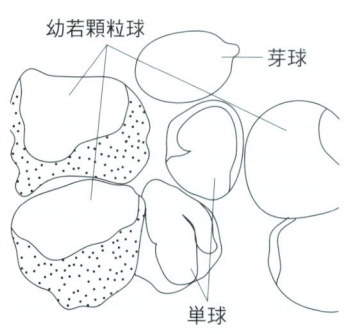

E-24 若年性骨髄単球性白血病 [JMML]（骨髄）：従来の小児のCML（juvenile CML）がここに含まれる．3歳未満の患児の発症が75％を占める．末梢血では単球数が1,000/μL以上を示し，形態的に成熟単球の増加を認める．骨髄では芽球，前単球が20％以下でPh染色体やBCR-ABL遺伝子を認めない．

2. 異常像　F. リンパ球および細網細胞系

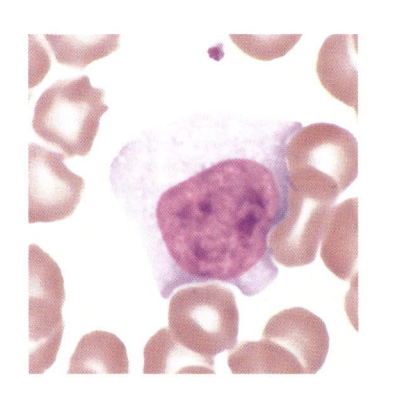

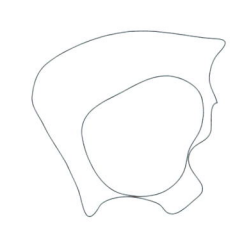

F-1　異型リンパ球 (atypical lymphocyte)：直径は25μm程度の大きな細胞．細胞質は豊富で，好塩基性はリンパ球に比較して濃い青色調が強い．核は偏在しておりクロマチンの凝集がみられる．写真は伝染性単核細胞症の症例である．(☆110, 229, 230)

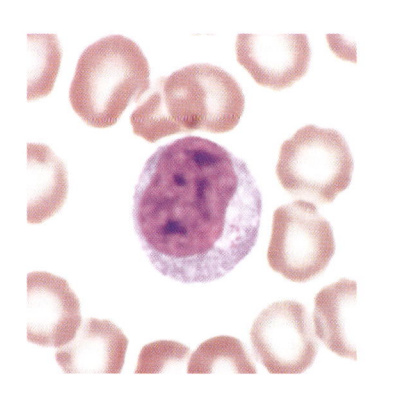

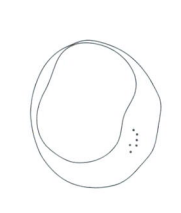

F-2　異型リンパ球：異型リンパ球は必ずしも大きいとはかぎらない．小型細胞の場合N/C比は普通のリンパ球と変わりない．しかし細胞質の好塩基性色調の強さと，核クロマチンの凝集は強いことで判別できる．写真では細胞質にアズール顆粒がみられるが，伝染性単核細胞症の異型リンパ球では比較的よくみられる所見である．(☆110, 229, 230)

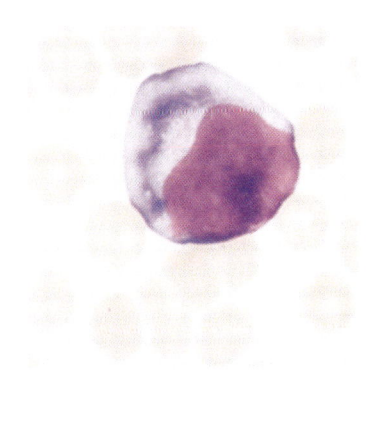

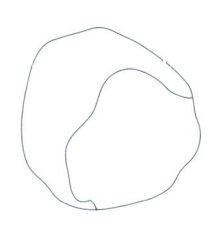

F-3　伝染性単核細胞症 (infectious mononucleosis) にみられた異型リンパ球：この写真はEB (Epstein Barr) ウイルス感染により発症した伝染性単核症症例の異型リンパ球．細胞の大きさは約20μmでN/C比が小．核は類円形で核クロマチン構造は一部濃縮様だが，とくに特徴的所見はない．症例によってはクロマチン凝集や核小体がみられる．細胞質は好塩基性が部分的なのは本疾患に特徴的．本細胞は表面抗原検索では，CD3陽性，CD8陽性．

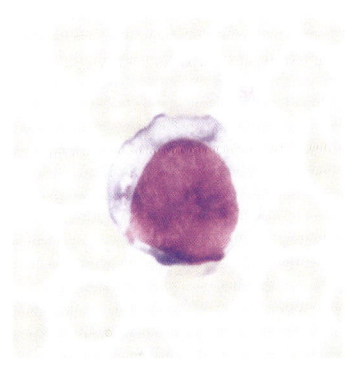

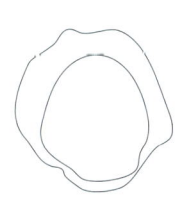

F-4　伝染性単核症にみられた異型リンパ球：F-3と同症例である．本疾患でみられる異型リンパ球は細胞の大きさから細胞形態まで種々の細胞がみられる．この細胞は大きさが約15μmくらいで，N/C比は中等度である．核クロマチン構造はやや凝集がみられ，核小体らしきものがみられる．細胞質は好塩基性が部分的にみられ，フレアースカート様などと比喩されることもある．

【参考】Downey細胞：異型リンパ球を形質細胞様（Ⅰ型），単球様（Ⅱ型），芽球用（Ⅲ型）細胞と分類されたこともあるが，出現時には各型が混在することと，分類することの臨床的意義の低さから最近はこの用語を用いない．

2. 異常像

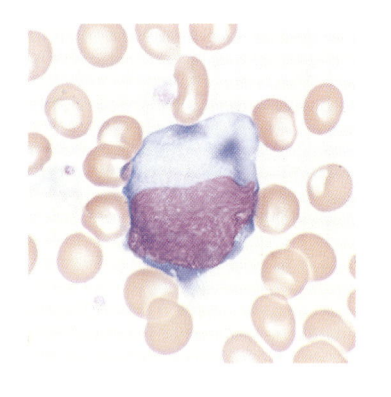

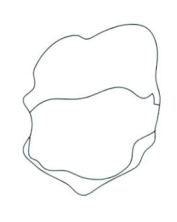

F-5 伝染性単核症候群にみられた異型リンパ球：この写真はサイトメガロ（cytomegalo）ウイルス感染により発症した伝染性単核症候群症例である．細胞の大きさが約25μmくらいでN/C比はやや小である．核クロマチン構造は凝集がみられ，核小体もみられる．細胞形態はEBウイルス感染の場合とほぼ同様で鑑別は困難である．細胞表面抗原もCD3陽性，CD8陽性であった．

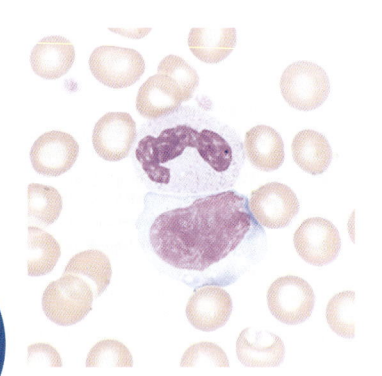

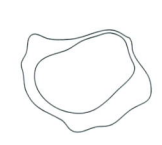

F-6 伝染性単核症候群にみられた異型リンパ球：この写真はF-5と同症例である．この細胞は大きさが約15μmくらいで，核クロマチン構造は粗剛であり核小体らしきものがみられる．細胞質はほぼ正常細胞形態である．このような細胞が増加してくるようになると病態は改善されてくるようである．

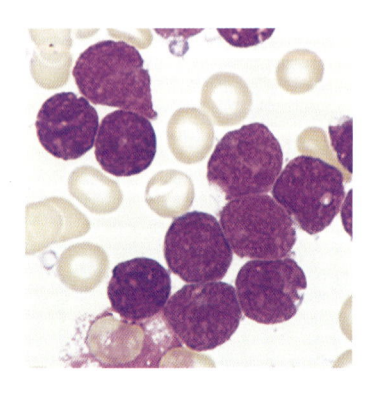

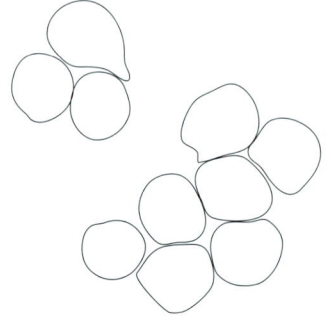

F-7 急性リンパ性白血病〔acute lymphocytic leukemia, ALL〕〔FAB：L1〕 前駆B細胞性腫瘍〔WHO〕：小型でN/C比が大．クロマチンは粗顆粒状のリンパ芽球が優位であった．PO染色は陰性，PAS染色は点状の強陽性を呈し，表現型ではCD10が陽性のB細胞性であった．FAB分類では芽球スコアリングよりL1型，WHO分類では前駆B細胞腫瘍とされる．（☆ 115，128）

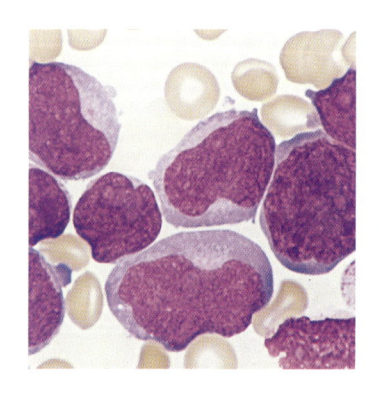

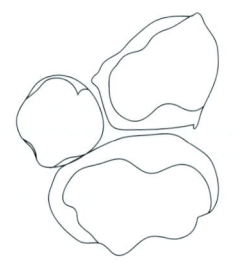

F-8 急性リンパ性白血病〔ALL〕〔FAB：L2〕 前駆B細胞性腫瘍〔WHO：9；22転座〕：大型芽球はN/C比が小さく，大小の芽球には小さいながらも核小体を認めた．PO染色，PAS染色，EST染色はともに陰性であった．表現型はHLA-DR，CD19が陽性よりB細胞性とされた．本症はFAB分類でL2，WHO分類で前駆B細胞性腫瘍の範疇にはいる．（☆ 115，128）

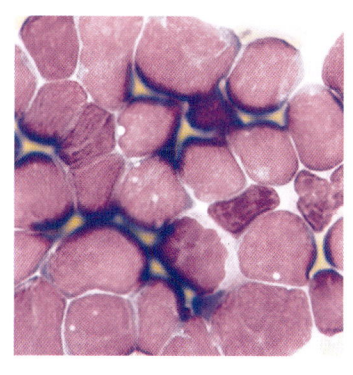

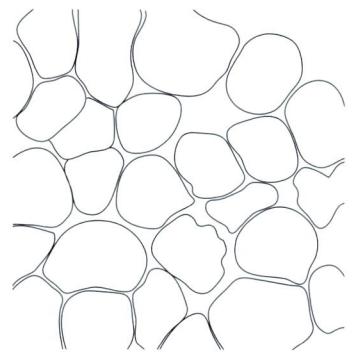

F．リンパ球および細網細胞系

F-9　急性リンパ性白血病〔ALL〕〔FAB：L1〕前駆B細胞性腫瘍〔WHO：1；19転座〕：芽球はN/C比が大で，クロマチンはやや繊細から粗荒で単一であることから腫瘍性を考えた．PO染色，PAS染色は陰性で，表現型は細胞質内免疫グロブリン（cIg）が陽性よりB細胞性であった．染色体では1；19転座を認め，FAB分類ではL1，WHO分類では前駆B細胞性腫瘍の範疇にはいる．（☆115，128）

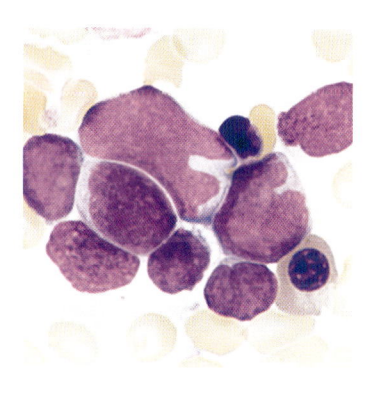

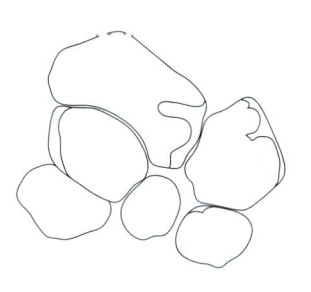

F-10　急性リンパ性白血病〔ALL〕〔FAB：L1〕前駆T細胞性腫瘍〔WHO〕：全般に小型芽球が優位，中央の2個の大型芽球には核形不整がみられる．核は浅い陥没を呈するものが散在する．この形態は本型に特徴的で，PO染色は陰性，PAS染色は低率ながら点状陽性を認める．表現型はCD7，CD5，CD2が陽性，HLA-DRが陰性よりT細胞性とされた．FAB分類ではL1，WHO分類では前駆T細胞性腫瘍の範疇にはいる．

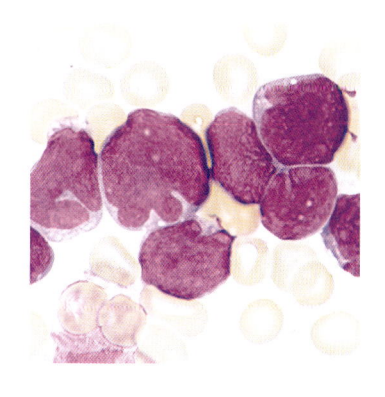

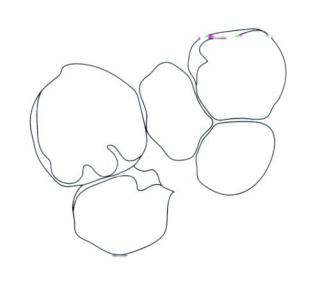

F-11　急性リンパ性白血病〔ALL〕〔FAB：L2〕前駆T細胞性腫瘍〔WHO〕：やや大型で，核小体と核形不整を有する芽球が単一性にみられた．PO染色，PAS染色はともに陰性であった．表現型はCD7，CD5，CD2，TdTが陽性，HLA-DRが陰性で，T細胞性であった．FAB分類ではL2，WHO分類では前駆T細胞性腫瘍の範疇にはいる．

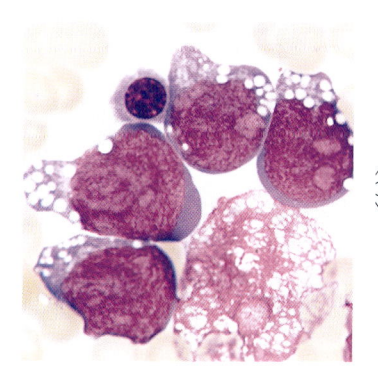

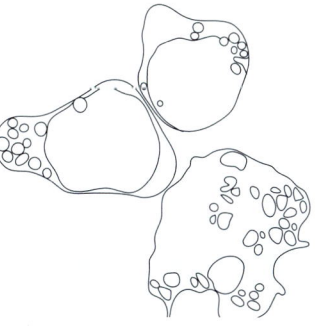

F-12　急性リンパ性白血病〔ALL〕〔FAB：L3〕成熟B細胞性腫瘍〔WHO：8；14転座〕：大型な核小体を有し，細胞質は強好塩基性で多数の打ち抜き状の空胞が特徴である．右下には核の破壊像（核影）．PO染色，PAS染色は陰性，SudanⅢ染色では空胞（中性脂肪）に一致して橙黄色の陽性がみられた．細胞表面グロブリン（sIg）が陽性のB細胞性で，染色体8；14転座がみられた．FAB分類でL3，WHO分類では成熟B細胞性腫瘍の範疇にはいる．（☆115，129）

2. 異常像

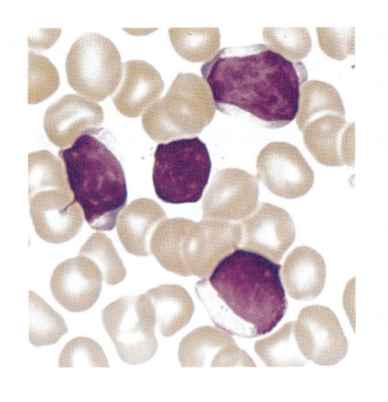

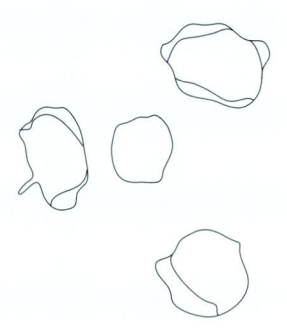

F-13　慢性リンパ性白血病 / 小リンパ球リンパ腫(chronic lymphocytic leukemia)**[CLL/SLL]（末梢血）**：高齢で，成熟リンパ球の持続性増加（10,000/μL以上）を認めれば本型を考える．そのリンパ球は腫瘍性に多臓器に浸潤し，表現型はCD5，CD19，CD23が陽性である．（☆118，240）

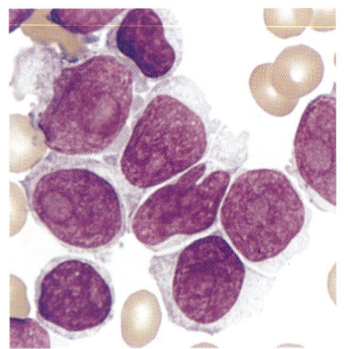

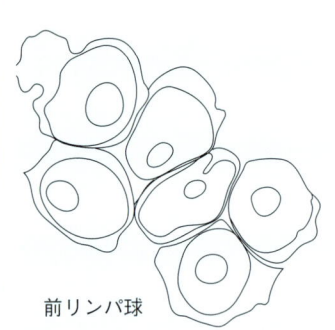

F-14　B細胞前リンパ球性白血病[B-PLL]（末梢血）：CLLに比べ大型で，クロマチンは繊細，核形不整，明瞭な核小体を有する前リンパ球が優勢である．表現型はCD19，FMC7が陽性で，リンパ節腫脹を認めない孤立性脾腫が特徴的で，B細胞性のPLLと診断された．（☆241）

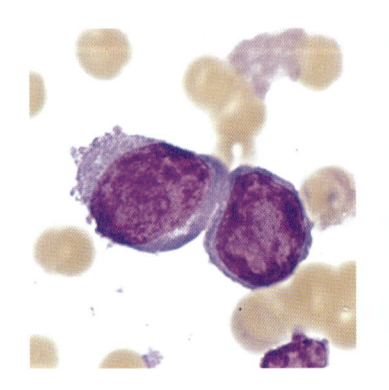

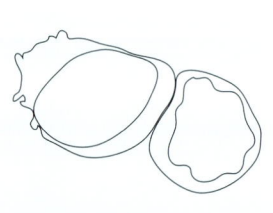

前リンパ球

F-15　リンパ形質細胞性リンパ腫(lympho-plasmacytic lymphoma)**[LPL]（骨髄）**：核偏在性で形質細胞に類似するが細胞質は狭く，形質細胞様リンパ球が優勢である．それらの出現と血中にM蛋白（IgM）の増加がみられることより，**Waldenströmのマクログロブリン血症**と診断された．（☆117，298）

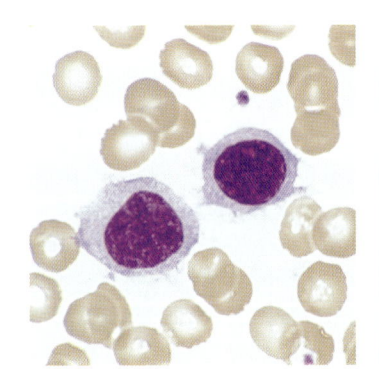

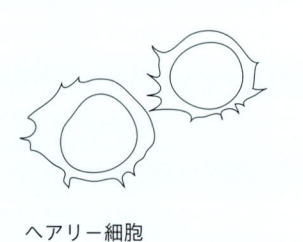

形質細胞様リンパ球

F-16　ヘアリー細胞白血病(hairy cell leukemia HCL)**（末梢血）**：2個の細胞は成熟リンパ球を思わせるが，本疾患の特徴である細胞質が毛髪状（ヘアリー状）であることが診断の所見になる．核はほぼ円形で同心円状を呈する．表現型は，CD19，FMC7，CD11c，HC2が陽性である．（☆116，241，242）

ヘアリー細胞

F. リンパ球および細網細胞系

＊悪性リンパ腫〔ML〕：ホジキンリンパ腫と非ホジキンリンパ腫に大別される．

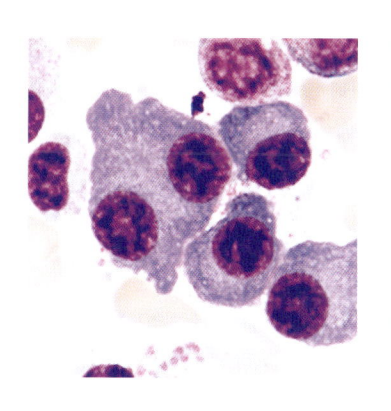

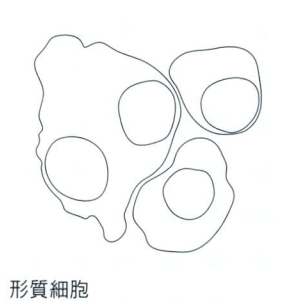

形質細胞

F-17　形質細胞腫瘍：多発性骨髄腫 (multiple myeloma, MM)（骨髄）：核偏在で一部には2核を有し，細胞質は強好塩基性でゴルジ野の発達と核周明庭を認める．形態的には形質細胞であり，単一性を加味しMMを考える．血清中の免疫グロブリンの定量からIgG-λ型と診断された．（☆291～296）

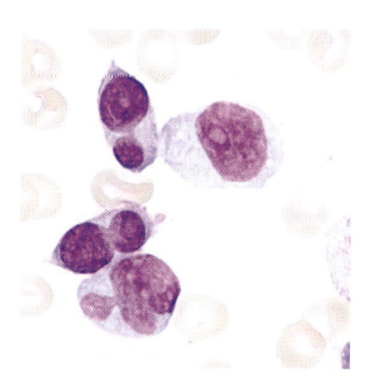

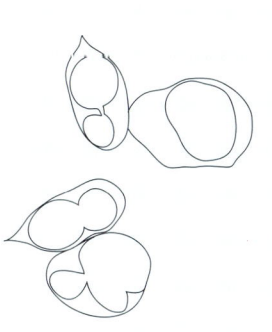

F-18　形質細胞腫瘍(plasmocytoma)：**形質細胞性白血病** (plasma cell leukemia, PCL)（末梢血）：成熟リンパ球大の細胞は，核形不整と分葉が顕著で，核偏在性から形質細胞を考えた．末梢血にこのような形質細胞が20％以上出現する場合は，形質細胞性白血病の診断が有効になる．本例は末梢血に70％の本細胞を認め，表現型ではCD38，cIg（細胞質内免疫グロブリン）が陽性であった．（☆117, 297）

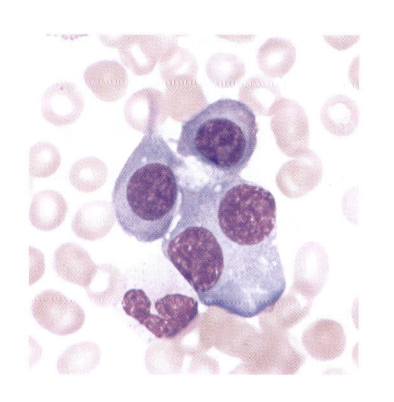

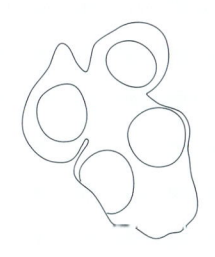

F-19　多発性骨髄腫細胞：本細胞は骨髄腫細胞である．症例によっては，本症例のように2核や多核を有する細胞が多いものもある．他の2個の細胞もほとんど同じようで，単クローン性の増殖が推察される．本症例では核小体がみられないが，明瞭な核小体を認める場合もある．

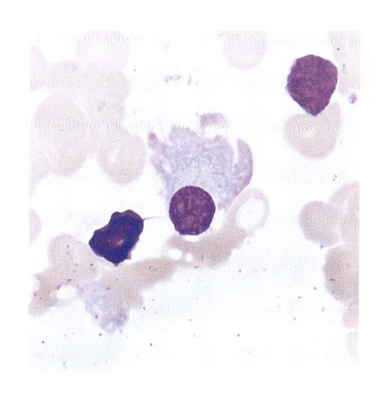

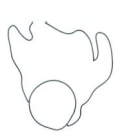

F-20　多発性骨髄腫細胞（火炎細胞）：本細胞はIgA・κ型の骨髄腫症例である．大きさは，約20μmくらいで核が偏在しているのがわかる．細胞質は薄いピンク色から薄い紫色で細胞質辺縁が不整で，一部ちぎれているようにみえる．このような細胞は細胞質があたかも炎のようにみえるところから「火炎細胞（flame cell）」と呼ばれたりする．

2. 異常像

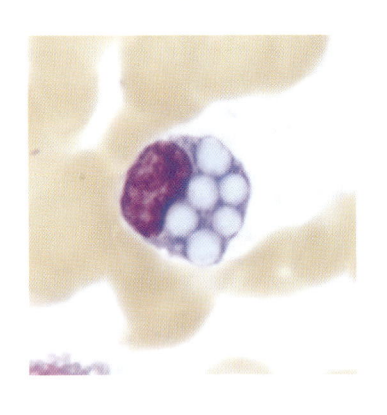

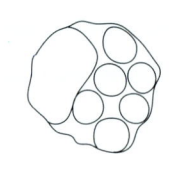

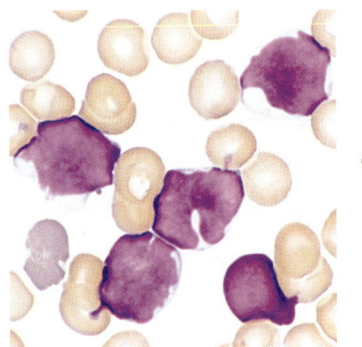

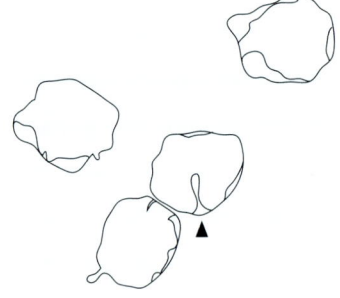

F-21 多発性骨髄腫細胞 (grape cell)：形質細胞で骨髄腫細胞に限ったことではないが写真のような細胞がみられる．このようにブドウの房様にみえることからgrape cellと比喩されたりする．またこのブドウの実に相当するものをラッセル（Russell）小体と呼ぶ．これはリボソームで産生された蛋白質が蓄積されたものと理解されている．（☆296）
（東京大学名誉教授三輪史朗氏提供）

F-22 濾胞性リンパ腫 (follicular lymphoma, FL)（骨髄）：クロマチンが粗鋼なリンパ球に，核の中心へ向けて細い切れ込み（cleaved：矢頭）がみられる．この形態は本型の特徴とされ，表現型はCD19，CD10が陽性である．リンパ節組織のHE染色所見から濾胞性リンパ腫と診断された．

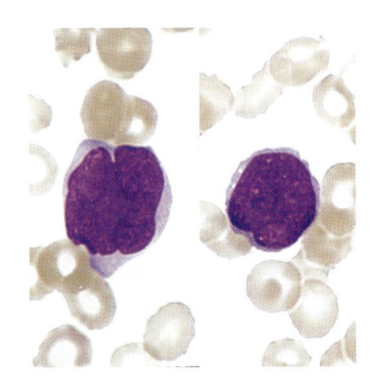

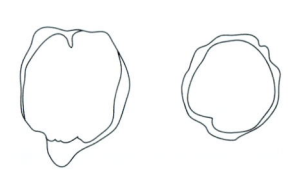

F-23 マントル細胞リンパ腫 (mantle cell lymphoma, MCL)（末梢血）：中型でクロマチンが粗鋼なリンパ球には核形不整や一部切れ込みのある細胞を認める．CLLやPLLの細胞形態とはやや異なり，まれに濾胞性リンパ腫細胞に類似する．本型は表現型でCD5とCD20が陽性，CD10が陰性，cyclin D_1 が証明され，MCLと診断された．

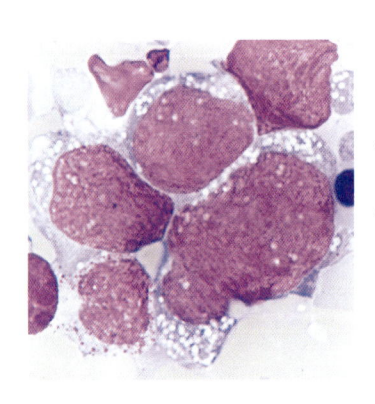

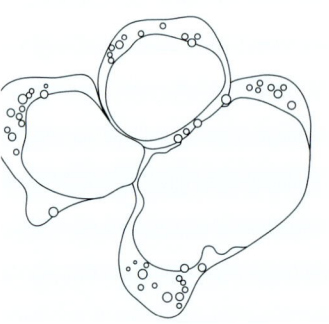

F-24 びまん性B大細胞型リンパ腫（骨髄）：大型で核は類円形，クロマチンは粗顆粒状で細胞質には多くの空胞を有する．リンパ腫を疑うときはこのような形態をとる細胞が集塊状ないし孤立性に出現することが多く，重要な所見となる．本例は右乳房リンパ組織原発のリンパ腫細胞の骨髄浸潤である．

F. リンパ球および細網細胞系

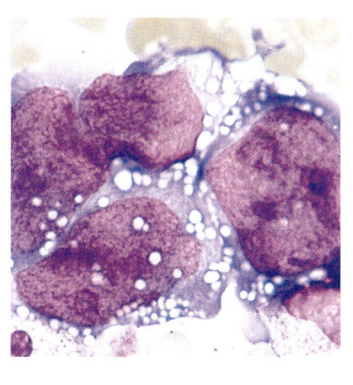

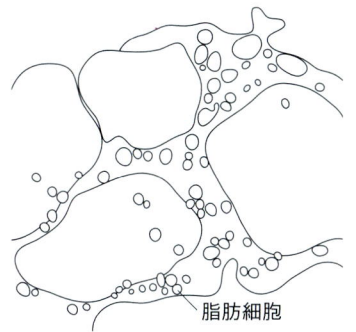

F-25　バーキットリンパ腫 (Burkitt lymphoma) 白血病（骨髄）：大型で核形不整，明瞭な核小体を有し，細胞質は強好塩基性で，打ち抜き状の空胞が顕著である．空胞はズダンⅡ染色に陽性のことが多く，その陽性物質は中性脂肪とされる．表現型は細胞質表面グロブリン (sIg) が陽性で，染色体は 8；14 転座を認める．本型は，バーキットリンパ腫であるが，白血化（末梢血へ芽球が出現すること）した場合はバーキット白血病と診断される．

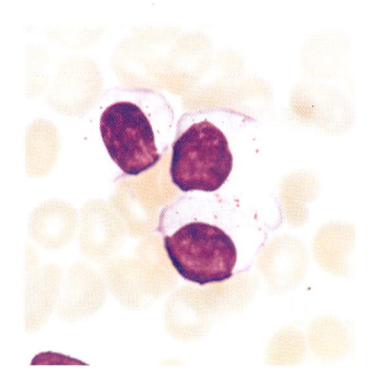

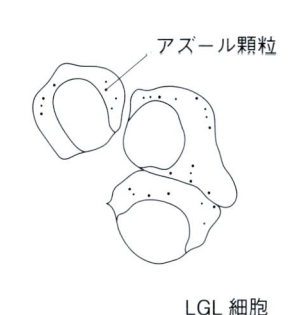

脂肪細胞

F-26　T細胞大顆粒リンパ球性白血病 (T-LGL)（末梢血）：豊富な細胞質を有する中型リンパ球にはアズール顆粒を認める．これらは顆粒リンパ球とされ，正常成人ではNK細胞の範疇に入る．絶対数が 2,000/μL を超える場合は腫瘍性を考える．本型にはT細胞型とNK細胞型があり，表現型で前者はCD3陽性，後者はCD3陰性・CD16陽性である．本症はTCR再構成を認めたT細胞大顆粒リンパ性白血病とされた．(☆206)

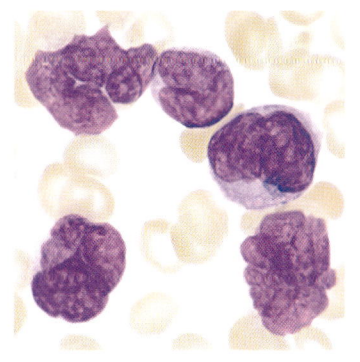

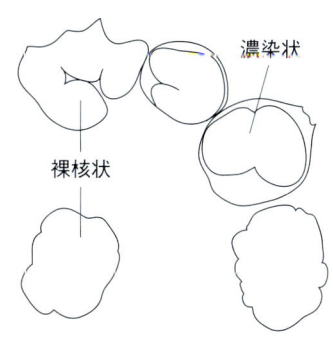

アズール顆粒
LGL 細胞

F-27　成人T細胞白血病・リンパ腫 (ATL/L) 急性型（末梢血）：核は濃染性で核形不整が顕著なリンパ球を認める．大型で，核形不整が脳回転状ないし花弁状などに形容されるほど歪な形態をとる．写真の3個は裸核状態にあるが，形態的にはATLが疑われ，抗HTLV-Ⅰ抗体が陽性，表現型はCD4（ヘルパーT），CD25（インターロイキン2レセプター）が陽性であった．臨床像から急性型に分類された．(☆243, 244)

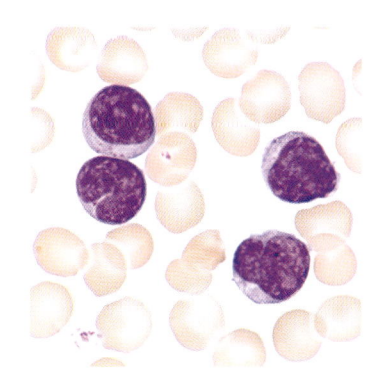

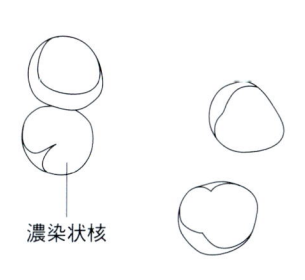

濃染状
裸核状

F-28　成人T細胞白血病・リンパ腫 (ATL/L) 慢性型（末梢血）：小リンパ球大の細胞は濃染性で核形不整（切れ込み）が特徴的である．白血球の増加に伴い本細胞が多数出現した．形態的にはATLを疑い，抗HTLV-Ⅰ抗体が陽性，表現型はCD4，CD25の陽性を確認した．臨床像から慢性型に分類された．(☆245)

濃染状核

2. 異常像

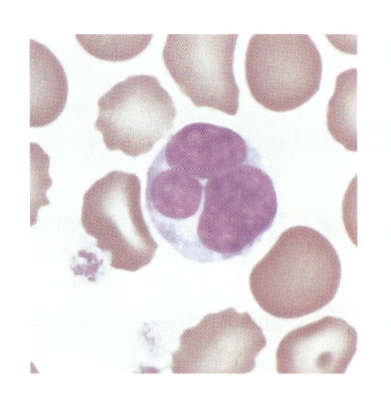

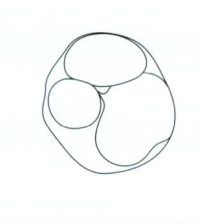

F-29 成人T細胞白血病(ATL)：T細胞性リンパ腫に分類される疾患で，クローバ状の核形態をもつ細胞の出現を特徴とする．しかしすべての症例がクローバ状とはかぎらず，正常のリンパ球と区別が難しい場合もある．核クロマチン構造はやや粗で，細胞質は好塩基性で通常顆粒はもたない．(☆63, 64, 116, 243, 244)

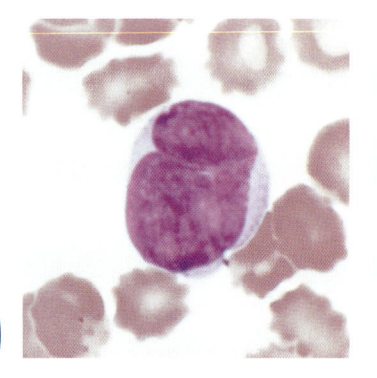

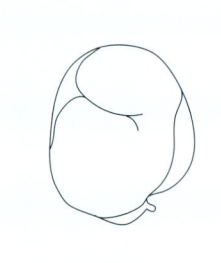

F-30 セザリー症候群(Sézary syndrome)：菌状息肉症とともにT細胞性リンパ腫に含まれる疾患である．形態的には深く切れ込んだ脳回転状の核のある細胞出現を特徴とし，本写真は核容積の大きさを感じさせる細胞である．(☆63, 116, 450)

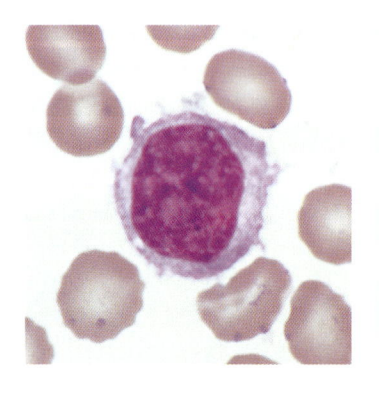

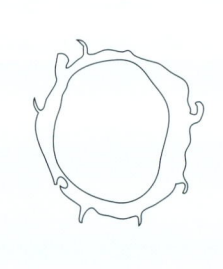

F-31 絨毛細胞白血病 (hairy cell leukemia, HCL)：Bリンパ性腫瘍で細胞質周辺が突起状あるいは毛が生えたようにみえるのが特徴である．(☆61, 63, 116, 241, 242, 451)

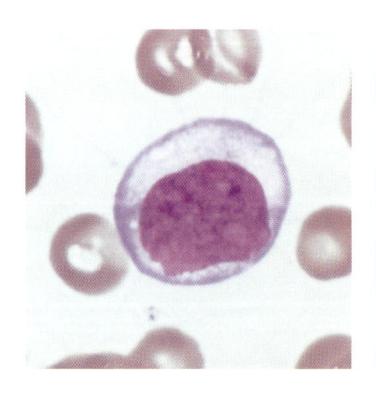

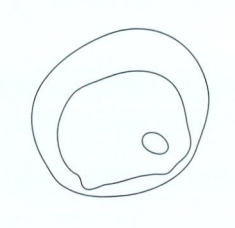

F-32 マクログロブリン血症 (Waldenström macroglobulinemia)：原発性マクログロブリン血症の症例で，クロマチンの凝集はやや強く，核が偏在し形質細胞に似ている．IgMの増加をみる．そのことから，形質細胞様リンパ球あるいはリンパ球様形質細胞などとも呼ばれる．細胞の右下には核小体があるが，すべての細胞でみられるものではない．(☆117, 296, 298)

F. リンパ球および細網細胞系

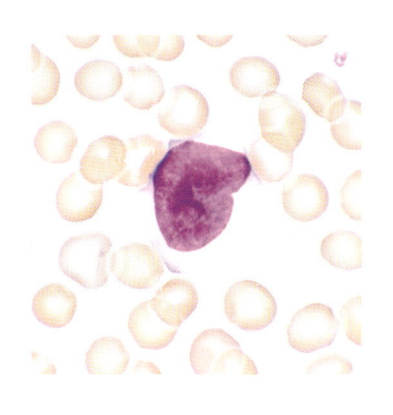

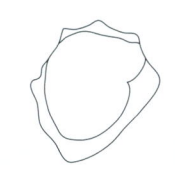

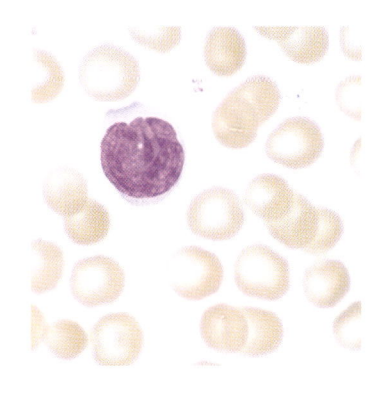

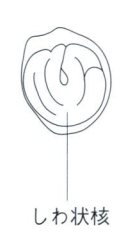

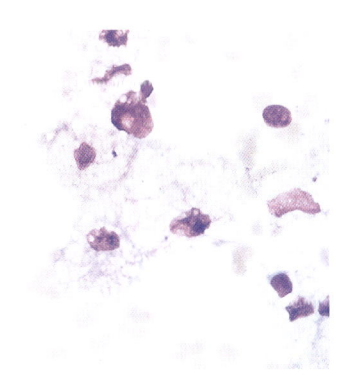

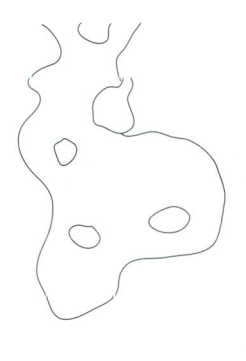

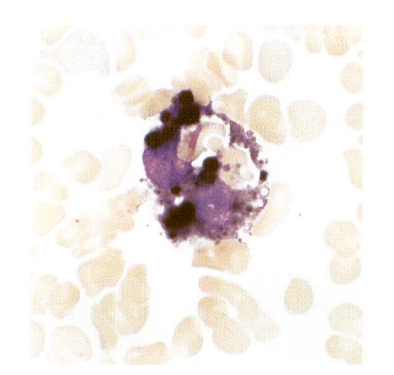

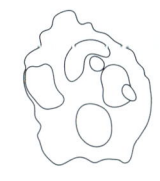

F-33 成人T細胞白血病・リンパ腫 (ATL/L) くすぶり型（末梢血）： 単球類似のリンパ球．核がやや濃染状で切れ込みを有するATL細胞である．ATL/Lは一般に白血球数は正常だが異常細胞の出現が少ないため，末梢血で見落とす場合がある．少数細胞に対して，抗HTLV-I抗体が陽性，CD4，CD25の陽性を確認し，可能なら核のプロウイルス (proviral DNA) を証明する必要がある．臨床上くすぶり型に分類された．(☆245，246)

F-34 セザリー症候群 (Sézary syndrome, SS)（末梢血）： N/C比が高く核形不整が顕著なことよりATL細胞に類似する．しかし，ATLに比べ濃染性は弱く，核内にしわ状形成がみられるのが特徴である．表現型はCD4が陽性でATLに類似するが，CD25陰性，抗HTLV-I抗体の陰性が異なる所見である．(☆246)

しわ状核

F-35 血球貪食症候群 (hemophagocytic syndrome, HPS)（弱拡大）： ウイルス感染症や悪性リンパ腫などの疾患で，サイトカイン異常産生のためにマクロファージが活性化され，マクロファージの貪食能も活性化され，血球を貪食する特徴をもつ疾患である．本疾患では細胞が大型のため，標本の両側端や引き終わりにマクロファージを認めることが多い．

F-36 血球貪食症候群（強拡大）： 細胞の大きさは通常のマクロファージ大である．本症では，急性型の場合，写真のような血球貪食像がみられる．細胞質に赤血球と思われる貪食物がみられる．写真にはないが血小板などを取り込んでいる細胞もみられる場合がある．

2. 異常像

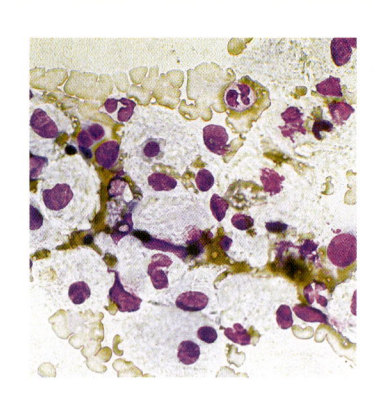

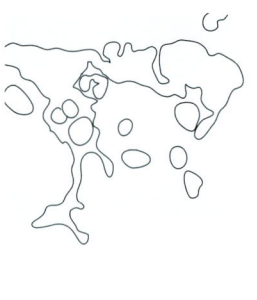

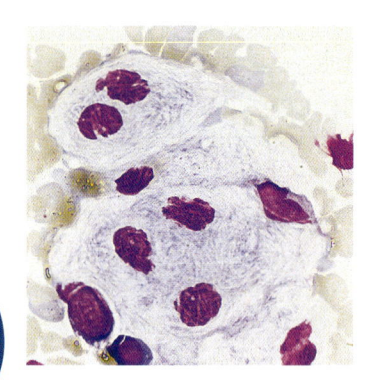

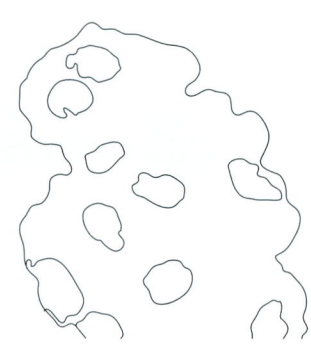

F-37 ゴーシェ (Gaucher) 細胞 (弱拡大)：ゴーシェ (Gaucher) 病はマクロファージのリソソーム (lysosome) 酵素の1つである β-D-glucosidase の活性低下あるいは欠如により脂質の分解が阻害され，脂質の一種である glucosyl ceramide が細胞質に蓄積したものである．この疾患は染色体1番のq21に責任遺伝子があり，突然変異によるものが多いとされる．

F-38 ゴーシェ (Gaucher) 細胞 (強拡大)：細胞の大きさが50～60μmの大型細胞で，N/C比が極端に小さい．核は小型で，窪みや鋸歯状を呈し，核クロマチン構造は明確ではないが，網状構造を呈することが多い．細胞質は明るい灰白色を帯びた青色様である．細胞質にはネコが爪で引っ掻いたとき筋が入ったようであるとか，タマネギの皮 (onion skin) 様とか雲状構造であるとか比喩される．

2. 異常像　G. 骨髄異形成症候群

myelodysplastic syndrome；MDS．以下に示すG1～G16の細胞出現を的確にとらえることが大切である．

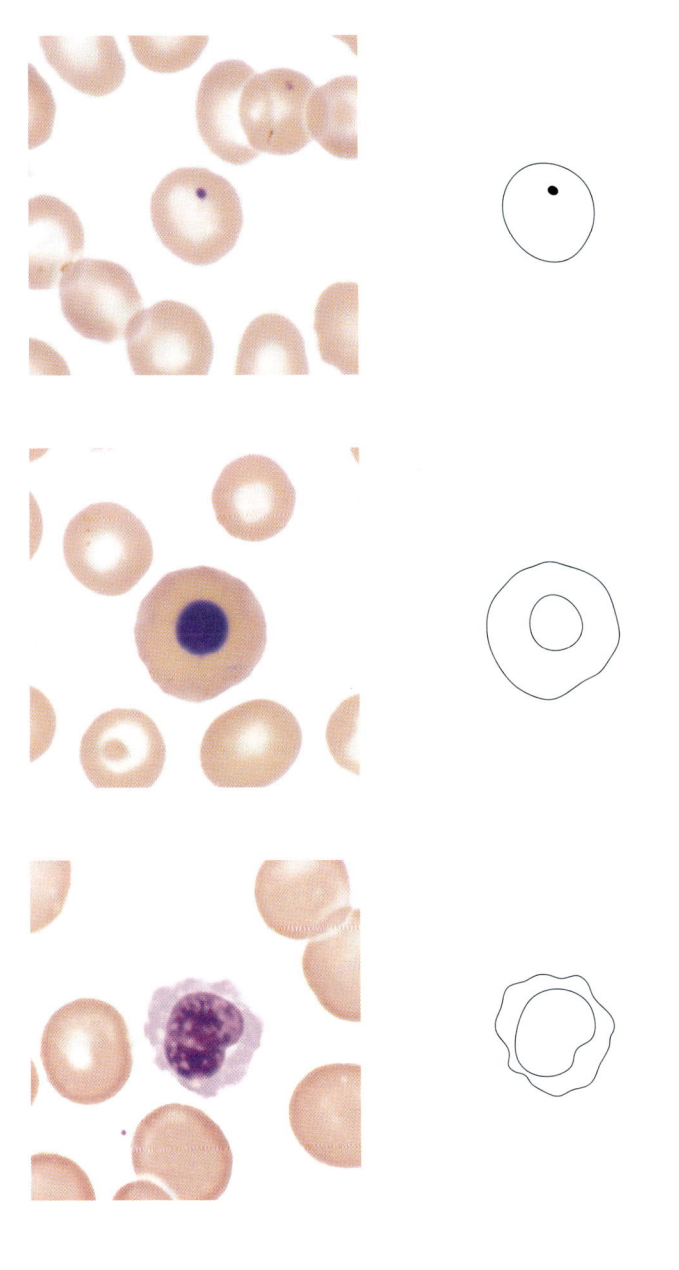

G-1　ハウエル・ジョリー小体(Howell-Jolly)：赤血球の中に核と同じように染まる円形の封入体がみられる．骨髄異形成症候群（MDS）に特異的な細胞所見とはいえないが，赤血球系の造血異常があるときに出現しやすい．（☆6, 94, 134, 157, 164, 167, 181）

G-2　巨大な正染性赤芽球：末梢血に出現した巨赤芽球である．核は濃縮し通常の正染性赤芽球と変わらないが，細胞質が異常に大きい．MDSでは赤血球にも大小不同，とくに直径の大きな赤血球がみられる頻度が高い．（☆5, 79, 175, 373）

G-3　核型異常の正染性巨赤芽球：末梢血に出現した赤芽球である．正染性赤芽球にしては核の濃縮が遅れているので，巨赤芽球と分類される．赤芽球の核は円形度が強いのが特徴であるが，この赤芽球は核型が奇形で，造血異常が示唆される．（☆99, 182, 275, 380）

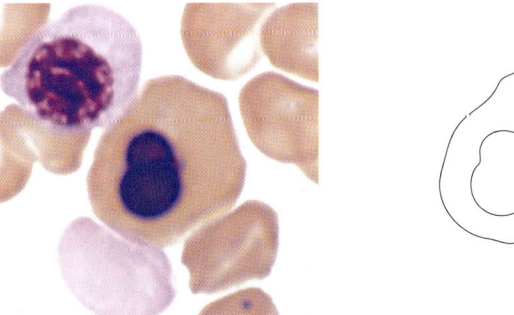

G-4　巨大で核型異常の正染性巨赤芽球：骨髄にみられた赤芽球である．巨大でしかも濃縮した2つの核が融合した形態異常像である．（☆99, 182, 275, 380）

2. 異常像

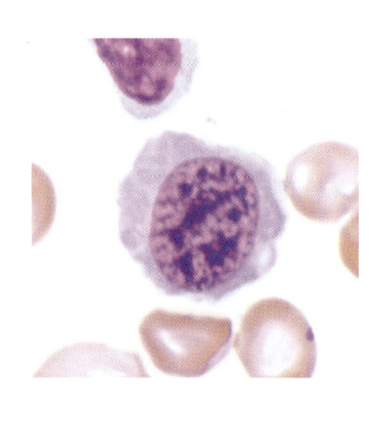

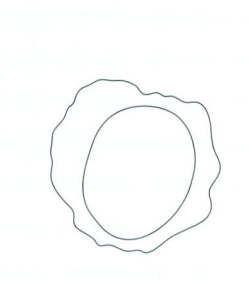

G-5　多染性巨赤芽球様細胞：多染性赤芽球にしてはかなり大きい細胞である．核はほぼ円形であるが，クロマチンの凝集が強く，異常な核形態である．（☆ 98, 180, 181, 278, 380）

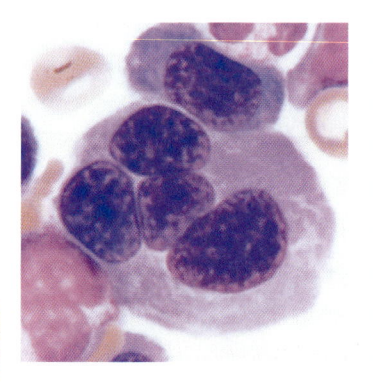

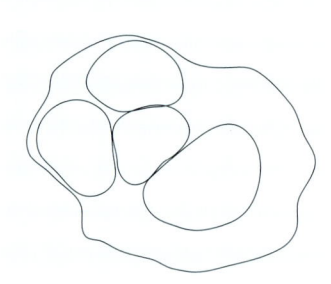

G-6　多核で巨大な多染性巨赤芽球様細胞：4つの大きさが不揃いの核を有する異常細胞である．細胞も巨大で細胞質の染色性が不均一である．（☆ 278）

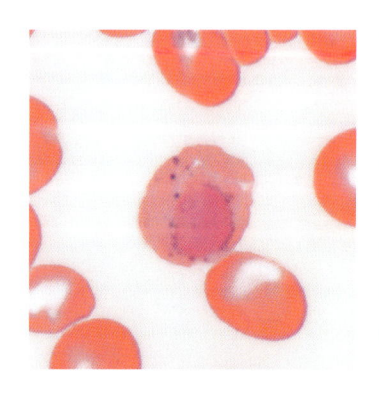

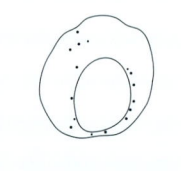

G-7　環状鉄芽球 (ringed sideroblast)：鉄染色を施すことにより，赤芽球の核周辺に存在するミトコンドリアと一致した部分に鉄顆粒が多数みられる．（☆ 20, 99, 135, 192, 273, 382）

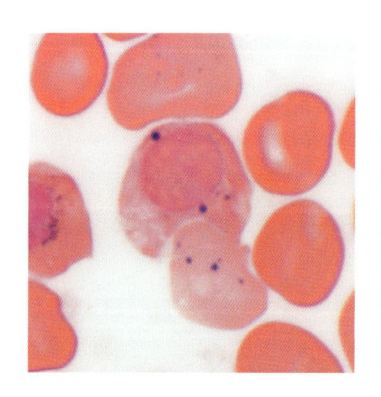

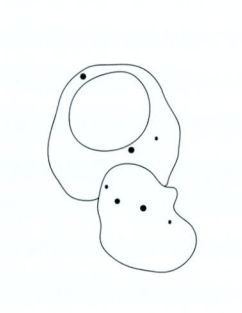

G-8　粗大な鉄顆粒を有する赤芽球と赤血球：鉄染色による赤芽球や赤血球の鉄顆粒は通常小さな顆粒として存在するが，この症例では粗大な鉄顆粒がみられる．（☆ 20, 99, 135, 192, 273, 382）

G．骨髄異形成症候群

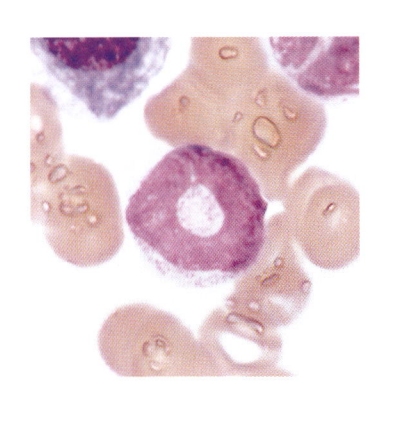

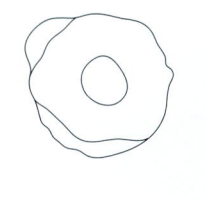

G-9 輪状核の好中球：比較的均一な太さでドーナツ状の核を有する好中球．核の外側および内側にも好中性顆粒がみられる．（☆136，276，278）

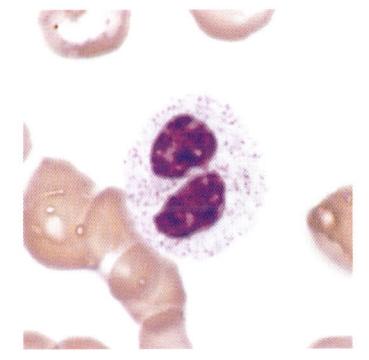

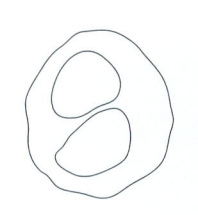

G-10 偽ペルガー異常 (pseudo-Pelger anomaly)：好中球の核形状が厚みのあるダンゴ状で，濃縮したクロマチン構造を呈している．（☆108，276）

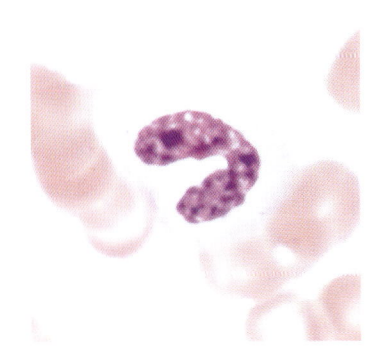

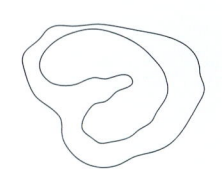

G-11 二次顆粒を欠く好中球：通常成熟好中球の細胞質には好中性顆粒がみられるが，写真の好中球の細胞質は，すりガラス状で顆粒はほとんどみられない．また核のクロマチンの凝集が異常に強く，一部に空胞もみられる．（☆136，392）

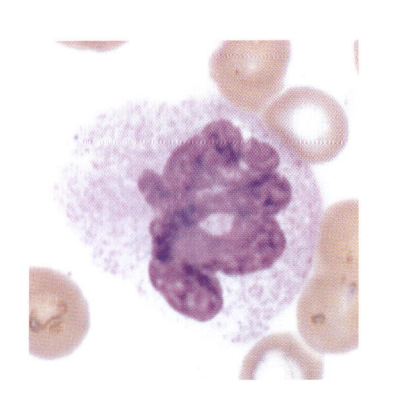

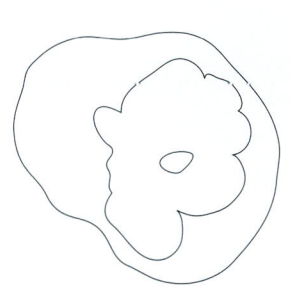

G-12 巨大な過分節好中球：細胞質に好中性の顆粒がみられることから，巨大で核型の異常な多核好中球と判定される．（☆179）

2. 異常像

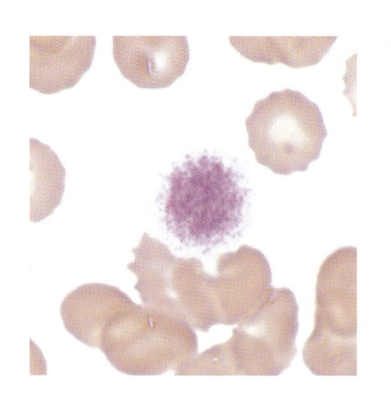

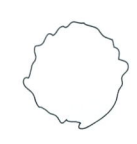

G-13 巨大血小板 (giant platelet)：赤血球と同等以上の大きさの血小板を巨大血小板という．この細胞はアズール顆粒のサイズや分布が均等にみられるが，MDSではアズール顆粒が不均等なこともある．（☆120, 121, 277, 304）

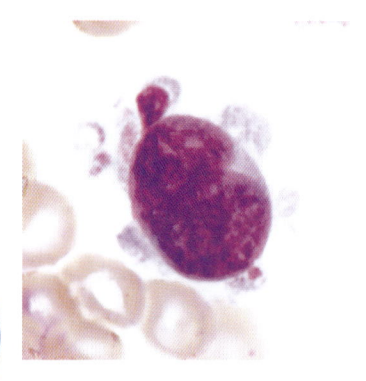

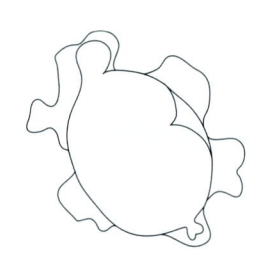

G-14 小巨核球 (micromegakaryocyte)：赤血球の3倍程度（25μm）の小巨核球である．細胞質周辺に，わずかながら血小板が付着しているのがみられる．微小巨核球はMDS診断の重要な指標といわれている．（☆277, 418）

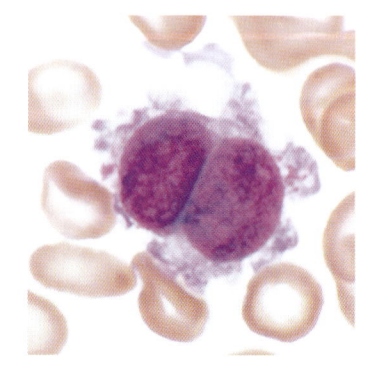

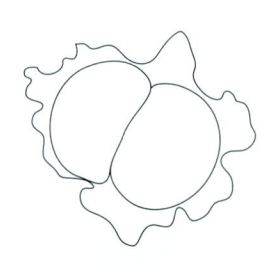

G-15 2核の小巨核球：赤血球の4倍程度（30μm）で2核の小巨核球である．細胞質周辺にわずかに血小板が付着しているのがみられる．（☆277）

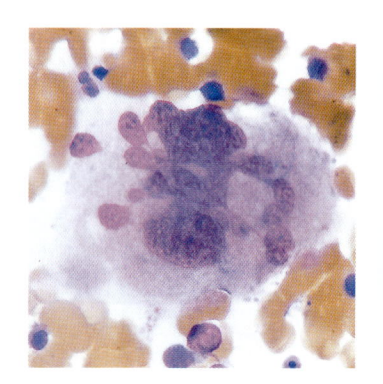

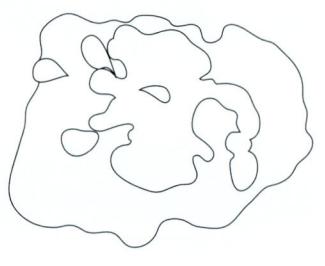

G-16 大型で多核の巨核球：上記3枚の写真とは別の症例である．この症例では分節した核の数が異常に多く，しかも大型の巨核球が多数みられた．

2. 異常像　H. リンパ節スタンプ標本など

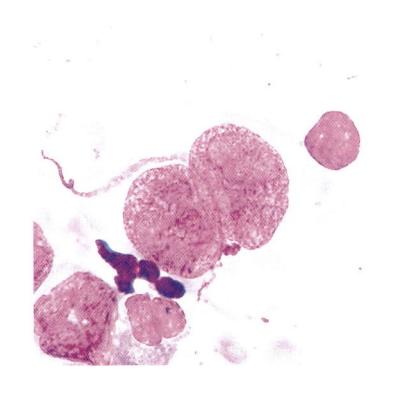

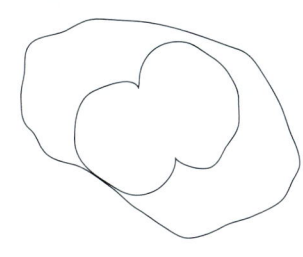

H-1 ホジキン病のリンパ節（リード・ステルンベルグ細胞）： ホジキン病のリンパ節のスタンプ（タッチ）標本にみられたリード・ステルンベルグ細胞．ホジキン病では病理組織像に少数のリード・ステルンベルグ細胞やホジキン細胞を認める．リード・ステルンベルグ細胞は多核で著しく大型であり，明瞭に染色される核小体を認める．核形態は鏡像（ミラー・イメージ）を示す．（☆281）

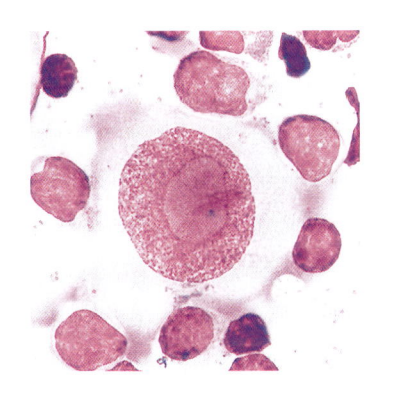

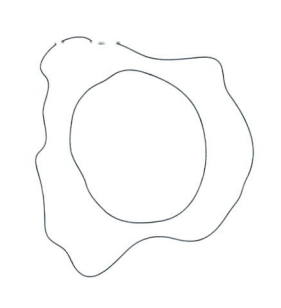

H-2 ホジキン病のリンパ節（ホジキン細胞）： 著しく大型で明瞭な核小体を認める．このホジキン細胞がさらに大型化し，多核になったものがリード・ステルンベルグ細胞である．（☆281）
（H-1，2は大阪府立呼吸器アレルギー総合医療センター細野芳美氏提供）

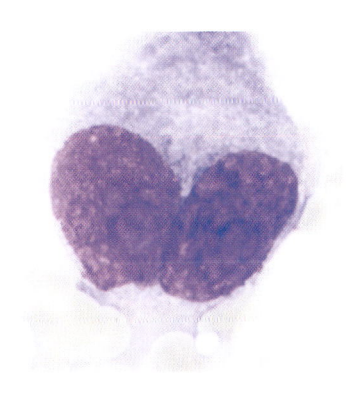

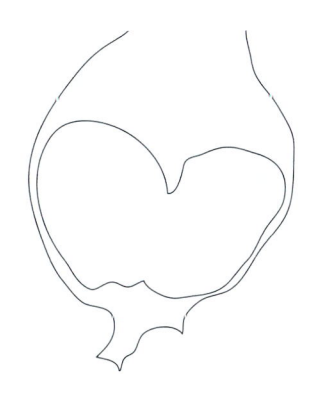

H-3 ホジキン病の骨髄浸潤像（リード・ステルンベルグ細胞）： 病理組織学的にホジキン病と診断された例でのリード・ステルンベルグ細胞の骨髄内浸潤像．（☆284）
（近畿大学医学部附属病院秋山利行氏提供）

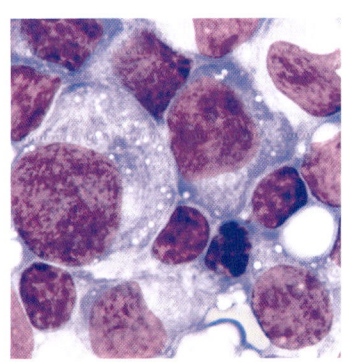

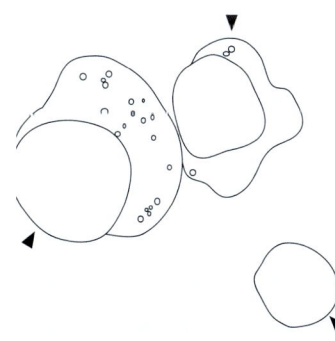

H-4 血管免疫芽球(immunoblastic)型T細胞リンパ腫(AILT)（リンパ節スタンプ）： 本症は臨床的に多クローン性高γグロブリン血症などの免疫異常を呈する骨髄への浸潤もみられ，末梢血には異型リンパ球が散見される．診断にはリンパ節生検スタンプや組織像による所見が重要となる．大型で好塩基性の細胞質に小空胞を有する免疫芽球（矢頭）や淡明細胞，形質細胞などの増生が特徴的である．

2. 異常像

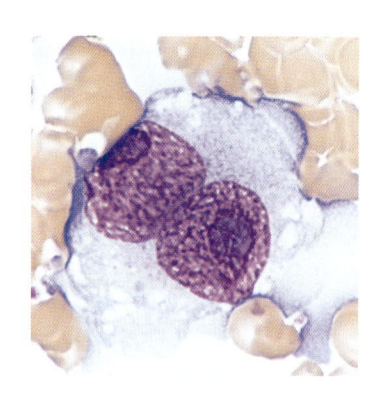

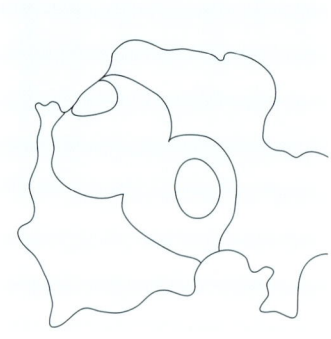

H-5 ホジキンリンパ腫(Hodgkin lymphoma, HL)(**骨髄**)：本型は通常，リンパ節生検による組織検査で，Hodgkin細胞やリード・ステルンベルグ(Reed-Sternberg：RS)細胞の出現により診断される．表現型はCD30,CD15が陽性になる．骨髄への浸潤は珍しい．本例はRS巨細胞が鏡像として骨髄にみられたものである．(☆281, 282)

2. 異常像　I. 末梢血血小板

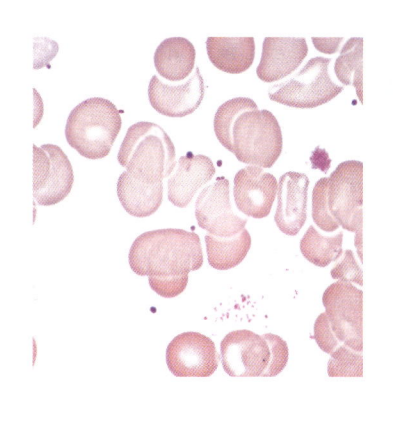

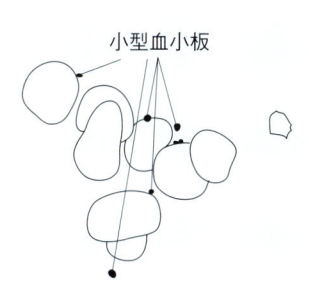

I-1　小型血小板 (microplatelet)：血小板の大きさは，直径は通常2〜3μmが多く，1μm以下のものが多くみられるとき，小型血小板あるいはマイクロパーティクルを考える．写真では1個を除いて1μm以下と小さく，Wiskott-Aldrich症候群でみられた小型血小板である．(☆303)

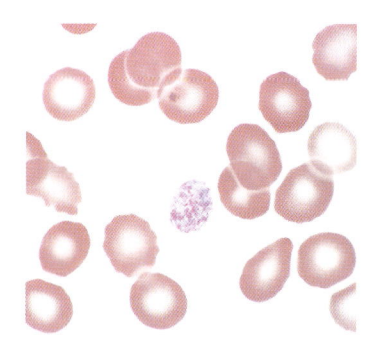

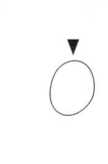

I-2　大型血小板 (macroplatelet)：血小板は，種々の疾患により大きくなるものがみられる．大型か巨大かを分けるとき，赤血球の大きさを参照すると簡単にできる．一つの方法として赤血球の半分の径である4μm以上で8μmまでを大型，8μm以上を巨大血小板とするとよい．写真は赤血球よりやや小さいことから，大型血小板である．MDSのときにみられたものである．

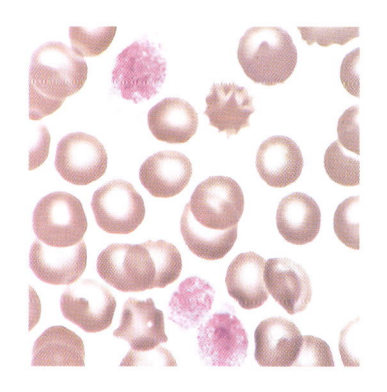

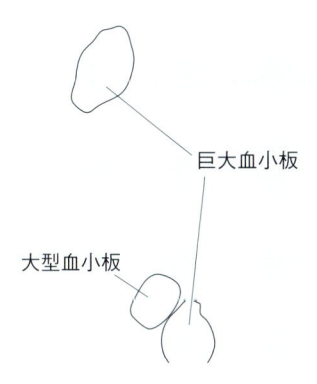

I-3　巨大血小板 (giant platelet)：巨大血小板は，MDSや種々の白血病のときにみられるが，写真では赤血球より大きな血小板が多数みられている．メイ・ヘグリン異常症のときにみられたものであり，本症では，大型血小板・巨大血小板がみられるのが特徴である．(☆121, 304)

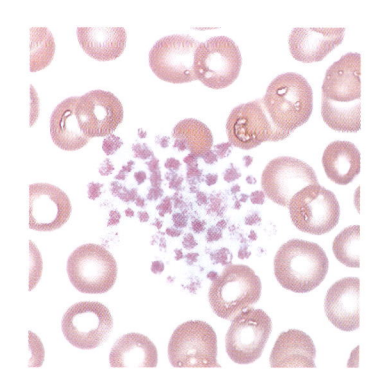

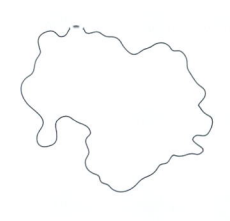

I-4　血小板凝集 (aggregation)：血小板凝集は，抗凝固剤EDTAにより抑制される．本標本は，全血算（CBC）用の検体より作成したもので，時として写真のように凝集がみられ，EDTA依存性偽血小板凝集症と呼ばれる．(☆121, 303)

2. 異常像　J. 骨髄巨核球系

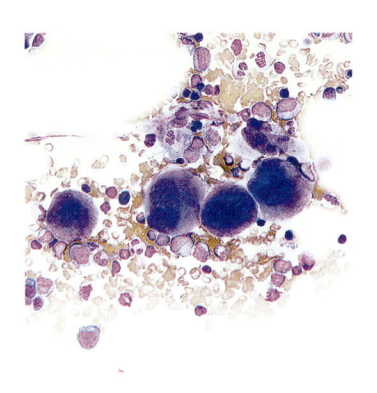

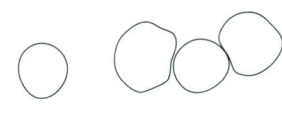

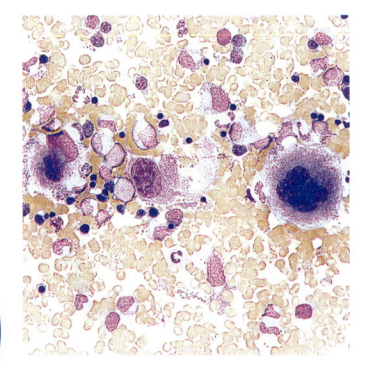

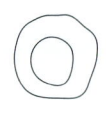

J-1　巨核球増多
特発性血小板減少性紫斑病［idiopathic thrombocytopenic purpura, ITP］：巨核球は，核も細胞質も不整形で形態異常がわかりにくい細胞である．この写真の巨核球は，急性のITPのときにみられたもので，やや未熟なものから成熟したものまで多数みられ，その細胞質に血小板の産生がほとんどみられないのが特徴的である．（☆308）

J-2　巨核球増多
原発（本態）性血小板血症［ET］：巨核球の増加がみられた．ITP症例とは違い巨核球核周に血小板の産生像がみられる．また，比較的小さな核を有する巨核球が多いのが特徴である．（☆247）

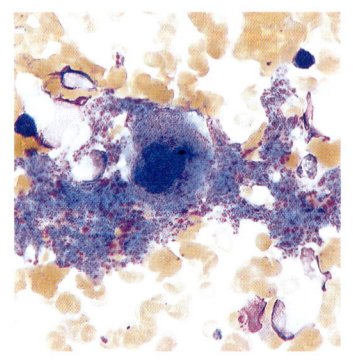

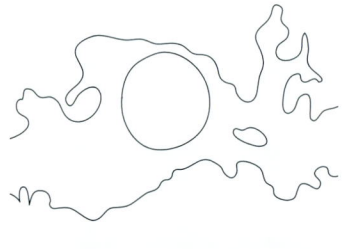

J-3　巨核球増多
原発（本態）性血小板血症（ET）：上と同症例である．ETにおいては巨核球の増加だけでなく血小板も非常に多くみえるのが特徴といえる．血小板は，大きなものやいびつなものもみられる．（☆247）

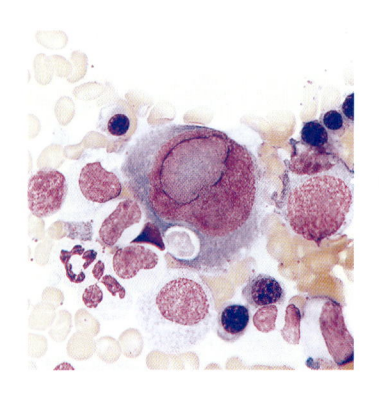

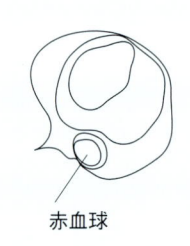

J-4　エンペリポレシス
1つの細胞の細胞質内を別な細胞がとおり抜けていく現象をエンペリポレシス emperiporesis と呼んでいる．写真は巨核球の細胞質内に赤血球が貪食されているようにみえるが，時として巨核球ではこのエンペリポレシスが起こることがあり，赤血球は細胞質の上に載っているか，あるいは貫入しているものと思われる．（☆417）

赤血球

2. 異常像　K. 骨髄転移性腫瘍

骨髄には血行性に癌細胞が転移しやすい．そのために白血病や悪性リンパ腫細胞との鑑別が余儀なくされる．なかでも小円形細胞腫瘍（神経芽細胞腫，小細胞癌，横紋筋肉腫，悪性黒色腫，Merkel細胞腫，Wilms腫瘍など）の鑑別が重要である．

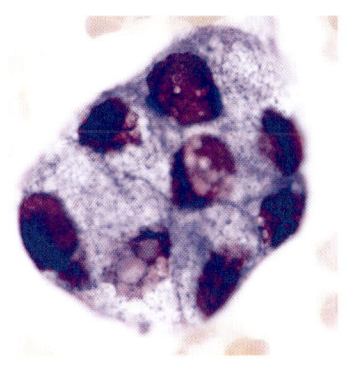

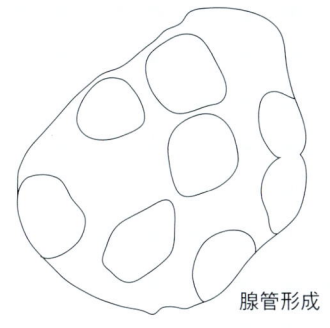

K-1　転移性腺癌細胞（胃原発）：核は類円形で大小不同性，核形不整を有する細胞には上皮性結合がみられる．核は偏在性で腺管形成を思わせる．レース状の空胞は粘液産生を疑わせ，通常PAS染色で陽性となる．本例は60歳，男性の胃癌からの転移性腺癌である．

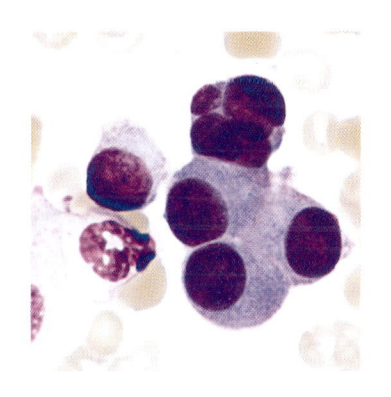

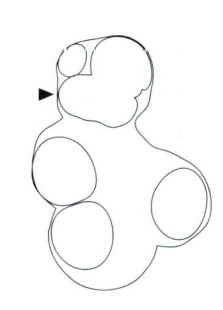

腺管形成

K-2　転移性腺癌細胞（乳腺原発）：好中球（左下）に比べ，やや大型な4個の上皮性細胞が結合してみられる．核は円形で偏在性（桑実状），細胞質は好塩基性が豊富で，多核のもの（矢頭）もみられる．本例は50歳女性の乳癌からの転移性腺癌である．

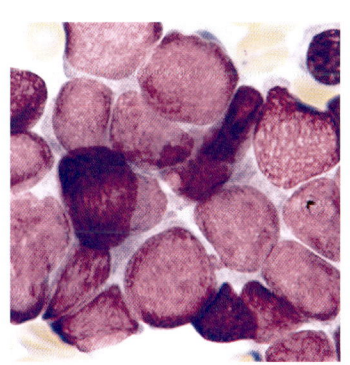

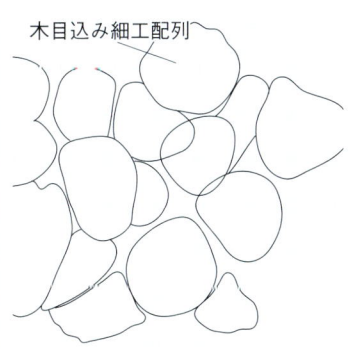

K-3　転移性小細胞癌細胞（肺原発）：N/C比が高くクロマチンは繊細から粗網状を呈し，全体的には上皮性結合がみられる．（中央左上）には核間に木目込み細工配列を示す細胞の集塊を認める．孤立散在性の場合は白血病細胞との鑑別を要する．本例は60歳男性の肺癌からの転移性小細胞癌である．

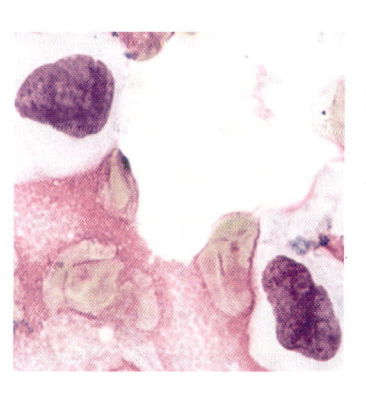

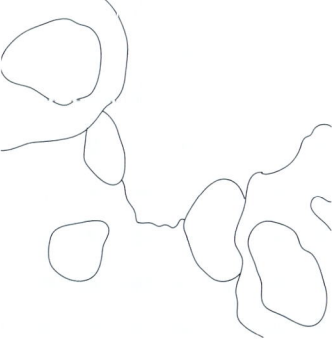

木目込み細工配列

K-4　転移性分化型扁平上皮癌細胞（子宮頸部原発）：血液細胞としては想像もつかない形態を呈する．核は類円形で不整がみられ細胞質はMG染色に染色されず，裸核状の不明細胞として扱われる．形態的には扁平上皮癌の分化型であり，このタイプが骨髄へ浸潤することはまれとされる．本例は45歳女性の子宮頸部癌からの転移性分化型扁平上皮癌例である．
［西国広，亀岡孝則，阿南建一ほか：血液形態観察のすすめ方より引用］

2. 異常像

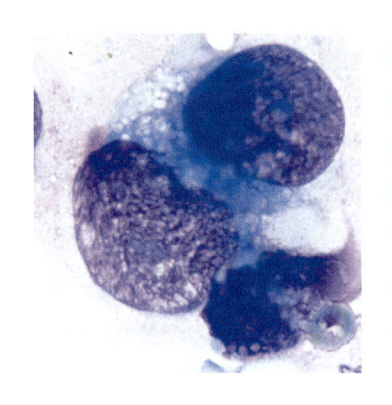

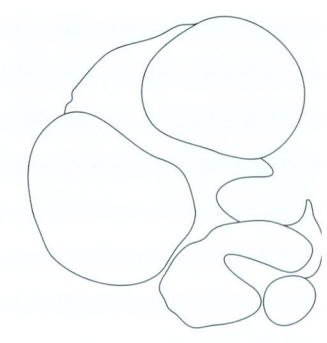

K-5 骨肉腫（左上腕骨原発）：大型の奇怪な形の細胞がみられ，核は粗網状で裸核状にもみえる．狭い細胞質は強好塩基性である．周辺には明瞭な核小体を認めるものがあり肉腫細胞の可能性が強い．上述の形態像と血清ALPが高値より，骨性腫瘍が疑われた．本細胞はALP染色で強陽性を呈した．本例は13歳女性の左上腕骨原発の骨肉腫である．

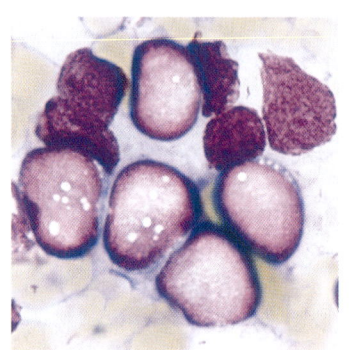

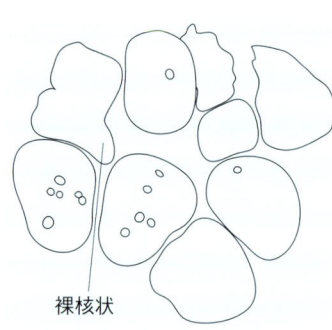

K-6 神経芽細胞腫（副腎原発）：N/C比の非常に大きい細胞がやや集塊状にみられ，周辺には核影がみられる．孤立散在性にみられる場合は白血病と誤診されやすい．周辺に集塊や偽ロゼット形成，また核影などを認めれば本病診断の有効な所見になる．2歳男児の副腎原発の転移性神経芽細胞腫例である．

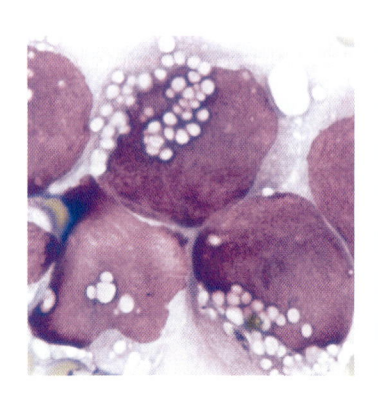

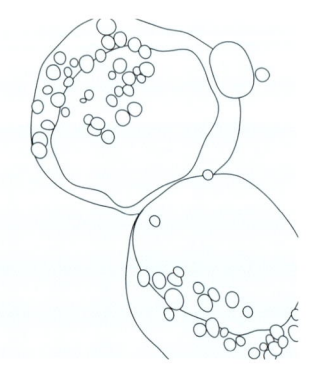

裸核状

K-7 横紋筋肉腫（顔面頬原発）：好中球（左下）に比べ大型でN/C比がやや大きく，クロマチンは繊細網状，細胞質は不鮮明で中等度の好塩基性．顕著な空胞を認める．本病には"出目金様"の細胞を認めることがあり，特徴的な形態像とされる．打ち抜き状の空胞はPAS染色に強陽性を呈する．本例は8歳女児の顔面頬に出現した胎児型横紋筋肉腫細胞である．

2. 異常像　L. 血液寄生虫疾患

マラリア原虫スクリーニング法としては濃塗標本が用いられる．末梢血液ギムザ標本でよくみられる原虫としては，日本住血吸虫（肝硬変），バンクロフト糸状虫（象皮病），リーシュマニア病原体（カラアザール），クルーズ・トリパノソーマ（シャガス病）などがあげられる（本書では省略）．

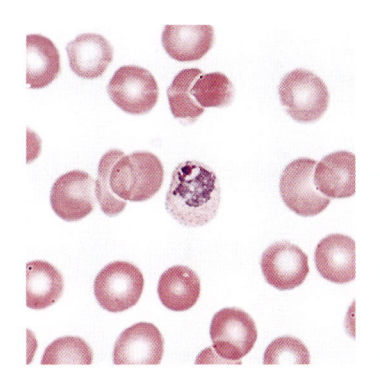

L-1　三日熱マラリア原虫 malaria schizont：三日熱マラリア原虫 *Plasmodium vivax* の Schuffner 斑を認める初期栄養体．（☆68, 336, 337）
（大阪府立急性期総合医療センター松井美智代氏提供）

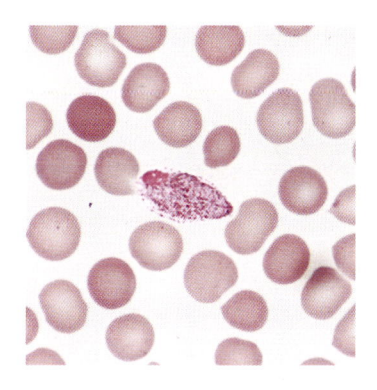

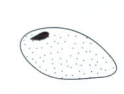

L-2　熱帯熱マラリア原虫：熱帯熱マラリア原虫 *Plasmodium falciparum* の生殖母体（gametocyte）．生殖母体の原形質が赤血球に充満している．（☆68, 333）

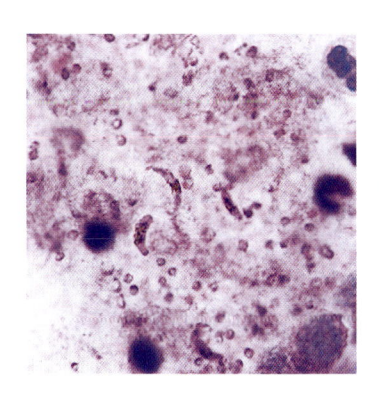

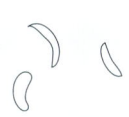

L-3　濃塗標本：熱帯熱マラリア検体の濃塗（厚層塗抹）標本のギムザ染色像．環状体（ring form）やバナナ形の半月体（crescentic gametocyte）が多数みられる．（☆68, 333）

2. 異常像　M. 血液細胞の人工的変化

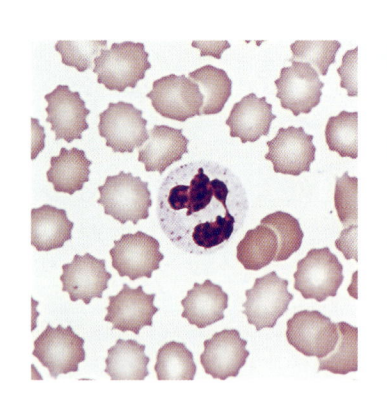

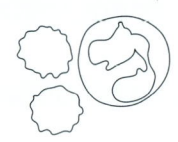

M-1　乾燥不良：塗抹後の標本を自然乾燥したため、乾燥に時間がかかり赤血球はウニ状に変形し、好中球はやや萎縮している.

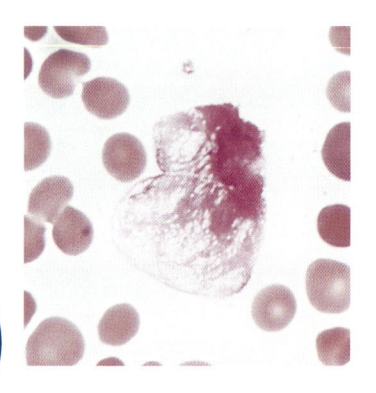

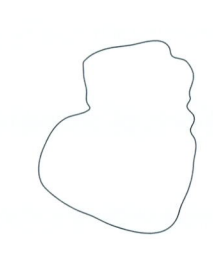

M-2　グンプレヒト Gumprecht の核影（バスケット細胞）：壊れた細胞の核が変形したもの. 正常でも少数は見られるが、リンパ性白血病で多数みられることが多い. （☆ 118, 141）

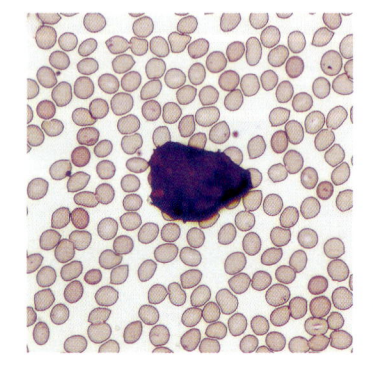

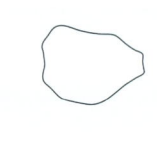

M-3　ゴミ：塗抹面に付着したゴミが染色されたもの.

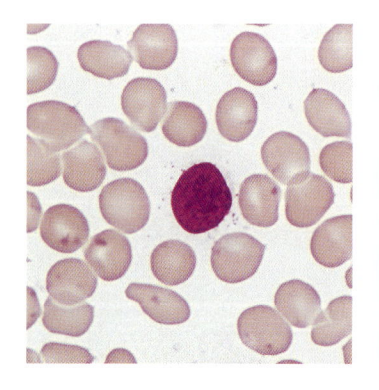

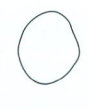

M-4　壊れた細胞の核：リンパ球の裸核. 引きガラスの圧迫が強すぎたためにリンパ球が破壊されて生じた.

M. 血液細胞の人工的変化

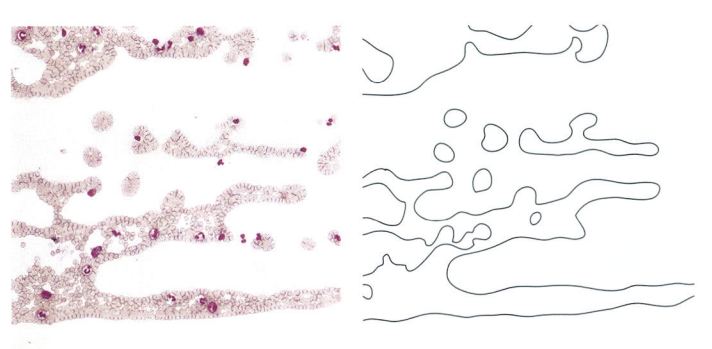

M-5　引きガラスを過度に圧迫：引きガラスを過度の力で押しつけて塗抹したため，多数の白血球が壊れて引き終わりに集まった．

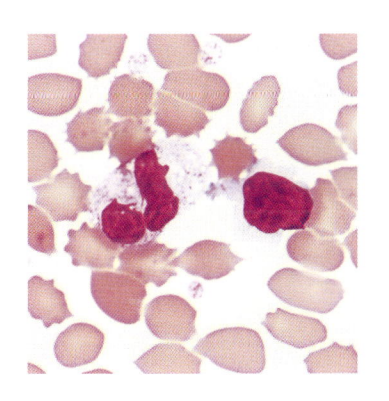

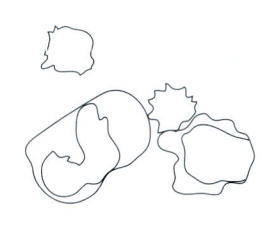

M-6　長時間（24時間）放置後検体：採血後長時間放置した検体で作製した塗抹標本では，赤血球はウニ状に変形する．好中球細胞質には多数の空胞が形成され，壊れやすくなる．

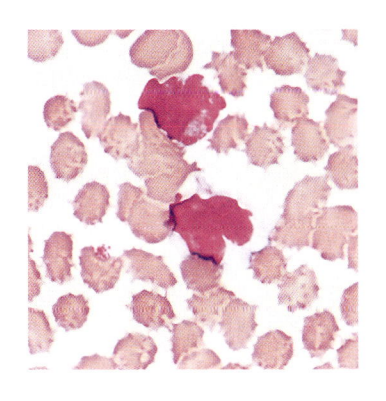

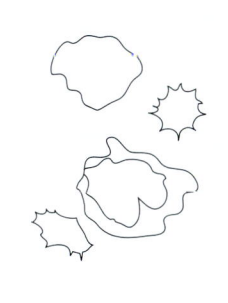

M-7　長時間（72時間）放置後検体：白血球は膨化・脱顆粒，空胞形成し，核の分葉（クローバー様変形）が進み判別は困難になる．赤血球の変形も著しくなる．

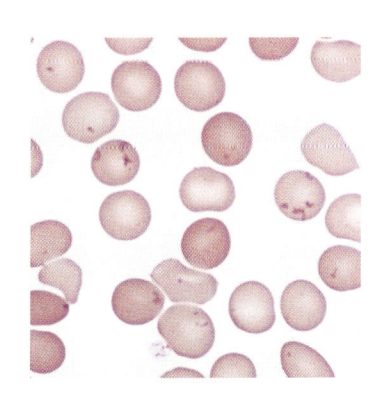

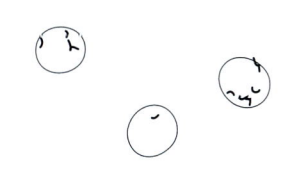

M-8　染色後の水洗不足：染色後の水洗不足のため，標本面にごみが残存した．

2. 異常像

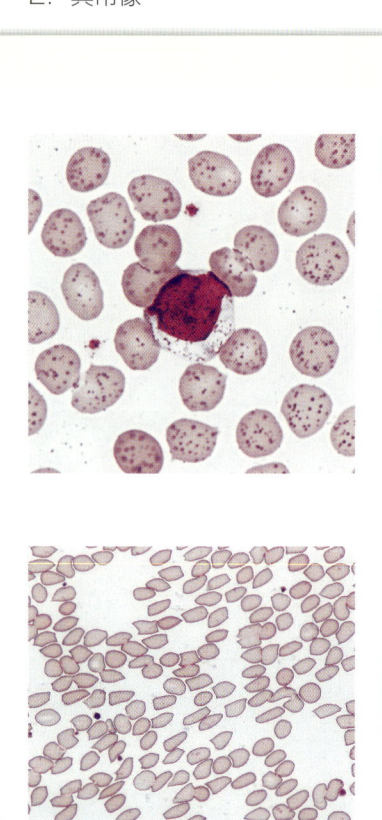

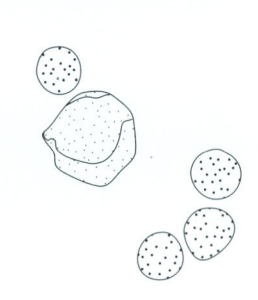

M-9　染色液色素の残存： 染色中に標本面が乾燥したため，染色液の色素が残存した．

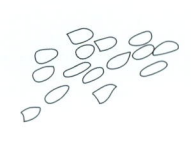

M-10　偽楕円赤血球： 引きガラスを用いた塗抹標本作製時の人工産物で，長軸が一定方向に揃っていること，視野を移動すればなくなることなどから，真の楕円赤血球症と区別することができる．（☆154）

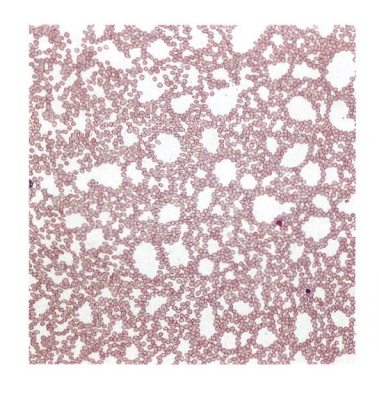

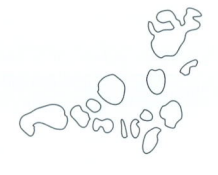

M-11　指紋： 指紋（皮脂）の付着したスライドガラスに塗抹したため，汚れた箇所が染色されなかった．

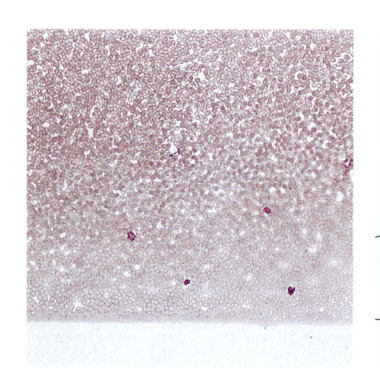

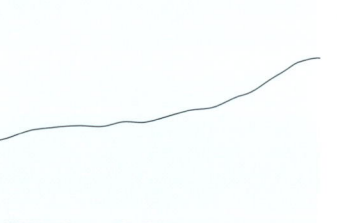

M-12　手指の汗： 塗抹後染色前にスライドガラスの長辺をもったため，手指からの汗で辺縁部の赤血球が溶血した．

M. 血液細胞の人工的変化

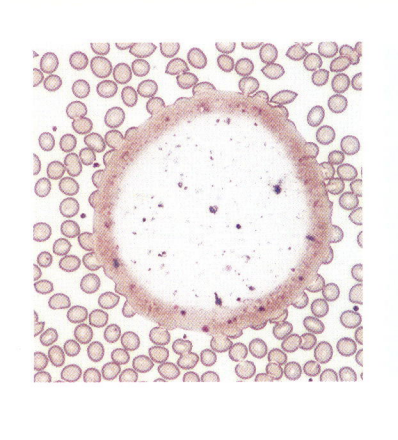

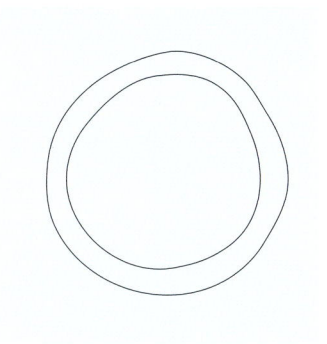

M-13 水滴：塗抹後染色前に標本面に水滴が落ちて溶血したために，溶血した箇所が染色されずにぬけている．

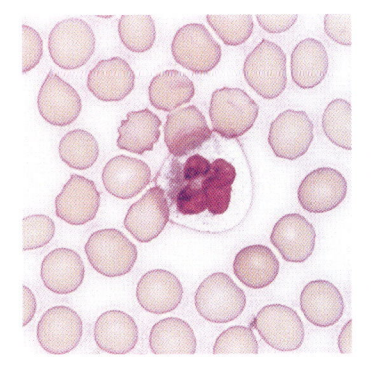

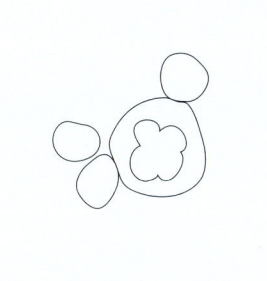

M-14 ヘパリン：ヘパリンを抗凝固剤として使用すると，血球の周囲が赤紫色に染色される．

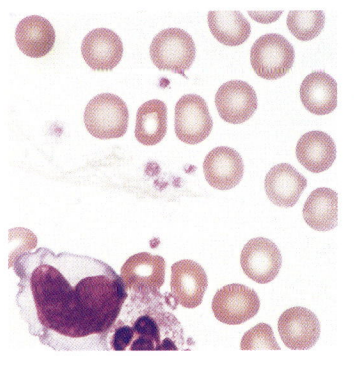

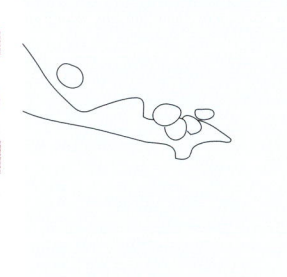

M-15 フィブリンの析出：凝固検体の塗抹標本でみられることがある．血小板は強く凝集する．
（市立岸和田市民病院杉山昌晃氏提供）

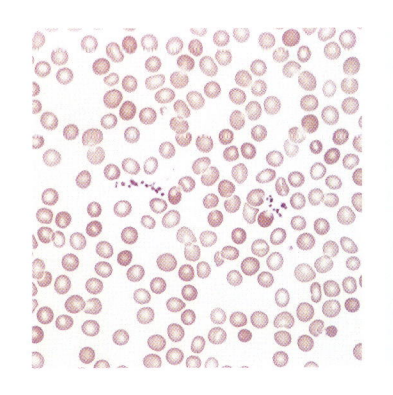

M-16 血小板凝集：組織液が混入した末梢血（耳朶血など）を使用したため，血小板が凝集した．凝固検体，偽性血小板減少症検体などでも凝集像は多くみられる．

Ⅲ. 付　録

Ⅲ．付録

1　染色体検査

　先天異常の染色体検査では，末梢血にPHA（phytohemagglutinin）を添加してTリンパ球を分裂させて得られる染色体を分析することが多い．**図1**にPHAで刺激されて幼若化したリンパ球（上），と分裂して染色体がみられるリンパ球（下）を示す．**図2**の核板は同心円状に展開し，染色体の重なりもみられないため観察に適している．健常なヒトの体細胞染色体数は46本で，このうち22対44本が常染色体，2本が性染色体であり，男性の正常核型は46, XY，女性の正常核型は46, XXである．**図3**はダウン症男性（47, XY, ＋21），**図4**はダウン症女性（47, XX, ＋21）の分析結果である．

　表1は各染色体の相対長と着糸点指数を示す．各染色体の着糸点指数すなわち長腕と短腕の長さの比率には特徴があるため，形態分類の際に有効な指標となる．

　図5の矢印はX-クロマチン（性染色質）を示す．口腔粘膜細胞を塩基性フクシンで染色した像である．健常女性では円形のX-クロマチンが核膜に沿って1個染色される．好中球にみられるドラムスティックと同様にX染色体の数から1減じた個数が観察される．

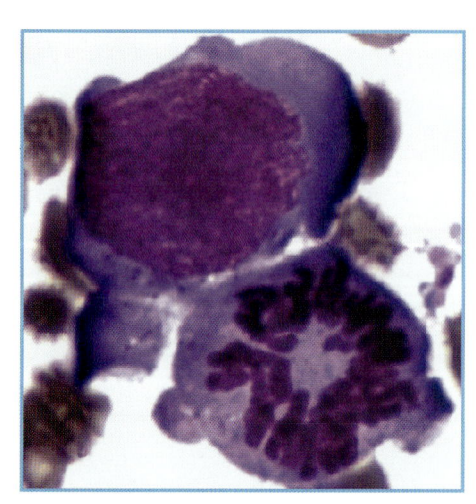

図1　PHAによる芽球化（上）および分裂（下）T細胞

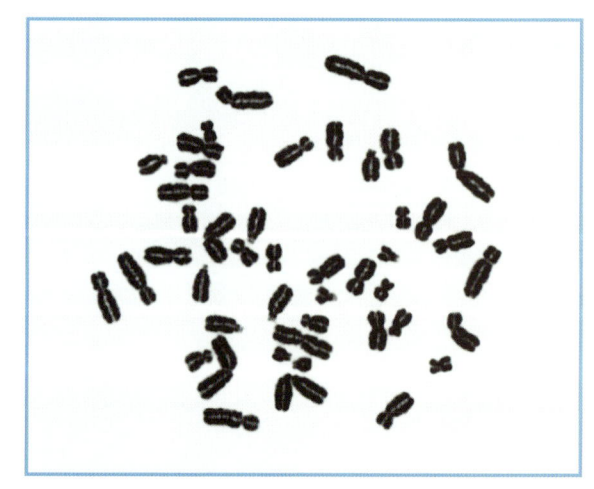

図2　染色体分析法で処理した標本で観察される分裂中期染色体像

1. 染色体検査

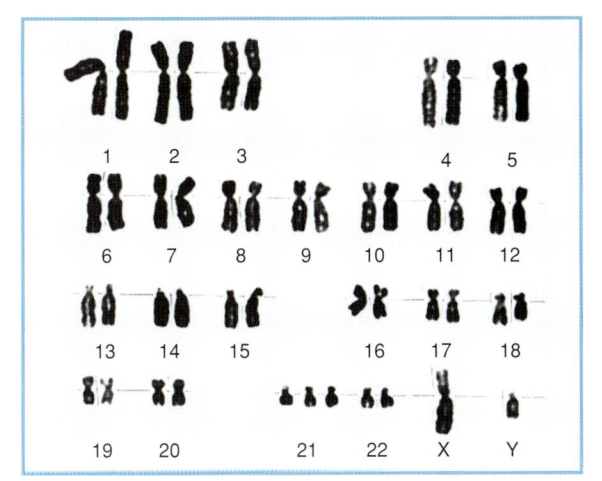

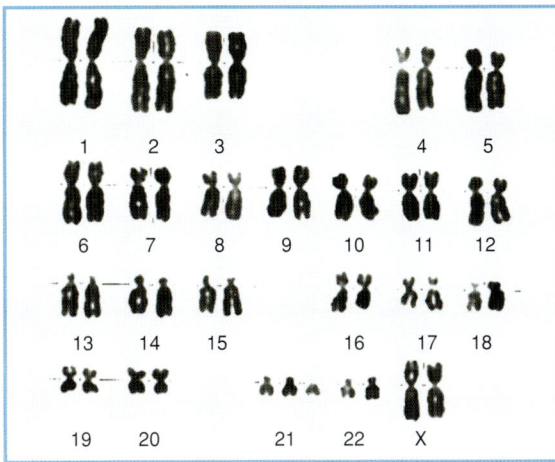

図3 ダウン症(男性)

図4 ダウン症(女性)

表1 染色体の相対長と着糸点指数

群 染色体番号	A 1	A 2	A 3	B 4	B 5	C 6	C 7	C 8	C 9	C 10	C 11	C 12
相対長	9.08	8.45	7.06	6.55	6.13	5.84	5.28	4.96	4.83	4.68	4.63	4.46
着糸点指数	48.0	38.1	45.9	27.6	27.4	37.7	37.3	35.9	33.3	31.2	35.6	30.9

	D 13	D 14	D 15	E 16	E 17	E 18	F 19	F 20	G 21	G 22	X	Y
	3.64	6.55	3.36	3.23	3.15	2.76	2.52	2.33	1.83	1.68	5.80	1.96
	14.8	15.5	14.9	40.6	31.4	26.1	42.9	44.69	25.7	25.0	36.9	16.3

相対長:常染色体の全長に対する長さ(%), 着糸点指数:各染色体の全長に対する短腕の長さの比(×100)

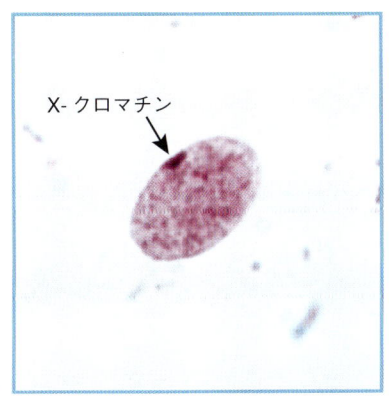

図5 X-クロマチン(性染色質)

Ⅲ. 付録

　白血病で見られる主な染色体異常と関連遺伝子は**表1**に示すとおりである．白血病の染色体検査では通常分裂促進剤を使用せずに直接または短期間培養法で標本作製されるが，リンパ系腫瘍ではPHAのほかにB細胞分裂促進剤としてPWM (pokeweed mitogen)，LPS (lipopolisaccharide) などが用いられることもある．

　図1に慢性骨髄性白血病でみられたPh染色体の普通染色像およびG分染 (G-band) 像を示す．典型的な転座t (9;22)(q34;q11) 例である．第9番染色体長腕のバンドq34と第22番染色体長腕のバンドq11の部位での相互転座によって生じた短い22番染色体をPh染色体（フィラデルフィア染色体）という．慢性骨髄性白血病ではPh染色体が約90％以上の症例で認められ，この相互転座によりBCR遺伝子とABL遺伝子の融合遺伝子が生じる．

　図2は**FISH法**による9;22転座 (ABL-BCR) の解析例で，2色の蛍光色素標識プローブを反応させることにより，融合遺伝子の有無を判定することができる．

表1　白血病でみられる主な染色体異常

	染色体変化	関連遺伝子	備考
慢性骨髄性白血病	t(9;22)	ABL-BCR	
急性骨髄性白血病			
M1, M2	t(9;22)	ABL-BCR	
M2	t(8;21)	ABL-BCR, AML1-ETO/MTG8	
M3, M3V	t(15;17)	PML-RARα	
M4, M4-Eo	inv(16), del(16)	CBFB-MYH11	
M5	t(9;11)	MLL/ALL1/HRX-LTG/AF/MLLT	
急性リンパ性白血病			
L1, L2	t(9;22)	ABL-BCR	early pre-B cell
L1, L2	t(1;14)	TAL1-TCRα	T cell
L1, L2	t(1;19)	E2A-PBX1	pre-B cell
L3	t(8;14)	MYC-IgH	B cell
Mixed LL	t(11;14)	MLL-LTG4/LTG9/LTG19	commom B cell, T cell

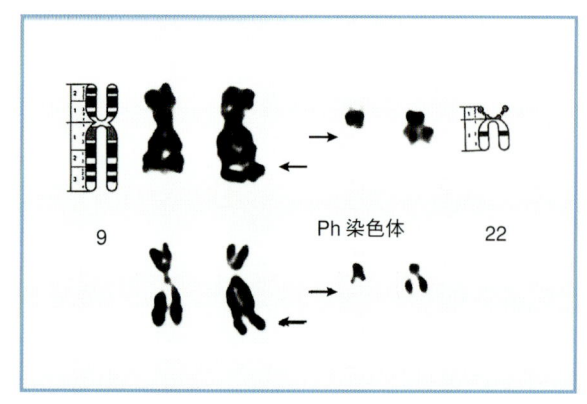

図1　Ph染色体

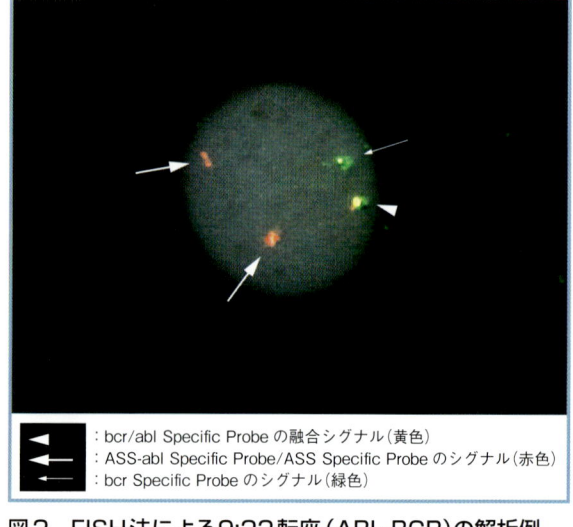

▲：bcr/abl Specific Probe の融合シグナル（黄色）
←：ASS-abl Specific Probe/ASS Specific Probe のシグナル（赤色）
←：bcr Specific Probe のシグナル（緑色）

図2　FISH法による9;22転座 (ABL-BCR) の解析例

2 フローサイトメトリー

　フローサイトメトリー（FCM）は細胞に蛍光色素を結合させ，これにレーザー光を照射したときに発生する散乱光および蛍光の強度を電気的信号に変えてコンピュータで解析する．蛍光色素としてはFITC（フルオレセインイソチオシアネート），PE（フィコエリスリン）などが使用される．臨床的には細胞表面および細胞内抗原検査，微生物検査，細胞数測定，細胞機能解析，核DNA量の解析，染色体分析などに利用される．

　臨床検査で使用する主なモノクローナル抗体の種類と反応する細胞は**表1**に示すとおりである．またFITC標識CD8抗体とPE標識CD4抗体を用いた2カラー解析によるリンパ球サブセット検査のスキャッタグラム例は**図1**に示すとおりである．まず細胞の大きさを反映する前方散乱光（forward scatter；FSC）と複雑さを反映する側方散乱光（side scatter；SSC）で対象細胞分画（ここではリンパ球）を選び出し（gating）（**図1-a**），細胞の特異的マーカーとなる抗原と反応した標識抗体の蛍光信号から得られたスキャッタグラムをもとに各リンパ球サブセット比率を測定する（**図1-b**）．

表1　主なモノクローナル抗体の種類

細胞	CD分類	反応する主な細胞
T細胞	CD2	panT細胞
	CD3	成熟T細胞
	CD4	ヘルパー/インデューサーT細胞
	CD8	サプレッサー/細胞傷害性T細胞
B細胞	CD19	panB細胞
	CD20	panB細胞
NK細胞	CD16	NK細胞,顆粒球,マクロファージ
	CD56	NK細胞,神経系細胞
顆粒球・単球	CD14	顆粒球,単球
	CD34	血液幹細胞
血小板	CD41a	血小板
	CD62p	活性化血小板,骨髄巨核球
白血球	CD45	白血球全般

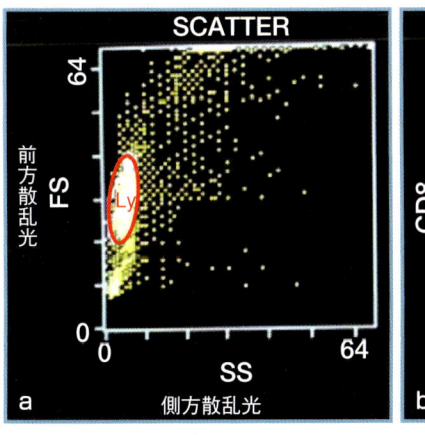

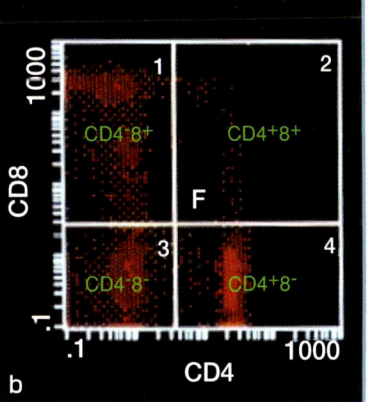

図1　スキャッタグラム

【参考】幹細胞（stem cell）：白血病に対する移植療法として，末梢血ないし臍帯血から単核球成分を集めて幹細胞分画として移植される．フローサイトメトリーでは，CD34陽性細胞を幹細胞として同定している．

血液細胞ノート －形態速習アトラス－ 欧文索引

数字
8：21転座を伴う急性骨髄性白血病　43
9：22転座　50

A
ABL-BCR融合遺伝子　78
acanthocyte　32
acid phosphatase　39
aCML　48
ACP　39
acute lymphocytic leukemia　50
acute monocytic leukemia　45
acute myelocyte leukemia　43
acute myelomonocytic leukemia　44
acute promyelocytic leukemia　44
aggregation　32, 65
AILT　63
alkaline phosphatase　38
ALP　38
anisocytosis　30
apoptosis　40
ATL/L　55, 57
atypical lymphocyte　49
Auer body　43
Azur granule　7, 43

B
band cell　23
band neutrophil　16
basophil　10, 17, 24
basophilic erythroblast　20
basophilic stippling　33
bilineal leukemia　46
biphenotypic leukemia　46
blood smear　2
B-PLL　52
Burkitt lymphoma　55
burr cell　31
burst forming unit　10
B細胞前リンパ球性白血病　52
Bリンパ芽球　10
Bリンパ球　11

C
Cabot ring　34
chronic lymphocytic leukemia　52
chronic myeloid leukemia　47
CLL　52
CML　47
CMMOL　48
CNL　48
colony forming unit　10
colony stimulating factor　10
crenated cell　32
crescentic gametocyte　69
cytoplasm　7, 8
dacrocyte　32

D, E
DIC　44
Döhle body　40
Downey細胞　49
echinocyte　32
EDTA依存性偽血小板凝集症　65
elliptocyte　30
emperiporesis　66
eosinophil　10, 24
erythloblastic islet　22
erythroblast　34
erythrocyte　6, 14
erythroid　10
erythroleukemia　45
EST　37
esterase　37
ET　66

F
F/C ratio　19
F/C比　19
faggot cell　44
fat cell　28
FCM　79
Ferrata細胞　24
FISH法　78
FL　54
flame cell　53
follicular lymphoma　54

G
gametocyte　69
Gaucher細胞　58
giant platelet　62, 65
Giemsa stain　2
granule　8
granulocyte　7, 10
grape cell　54
Gumprecht　70

H
hairy cell leukemia　52, 56
HCL　52, 56
Heinz body　34
HE染色　18
Hodgkin lymphoma　64
Hodgkin細胞　63
Howell-Jolly　59
Howell-Jolly小体　33
HUS　31
hyperplastic　18
hypersegmented neutrophil　41
hypoplastic　18

I
idiopathic thrombocytopenic purpura　66
immunoblastic　63
inclusion body　8
Indian ink phagocytosis test　39
infectious mononucleosis　49
interleukin　10
iron stain　39
ITP　66

J, L
JMML　48
L1　50
L2　50
L3　51
large granular lymphocyte　10, 15
leptocyte　30
leukocytes　7
LE細胞　42
LGL　11, 55

LPL 52
lymphocyte 15
lymphoplasmacytic lymphoma 52

M
M/E ratio 19
M/E比 19
M0 43
M1 43
M2 43
M3 44
M3v 44
M4 44
M4Eo 44
M5a 45
M5b 45
M6 45
M6a 45
M7 46
macrophage 10, 29
macroplatelet 65
malaria schizont 69
mantle cell lymphoma 54
mast cell 28
May-Grünwald-Giemsa stain 2
May-Hegglin anomaly 42
megakaryocyte 10, 25
megakaryocytic leukemia 46
megaloblast 35
micromegakaryocyte 62
microplatelet 65
microscope 4
mitochondria 7
mitosis 22
MM 53
monocyte 17
multiple myeloma 53
myeloblast 23
myelocyte 23

N
neutrophil 16
normoplastic 18

nuclear chromatin 7
nuclear membrane 7
nucleolus 7, 8
nucleus 8

O
organella 8
orthochromatic 21
osteoblast 27
osteoclast 27
ovalocyte 30

P
Pappenheim stain 2
Pappenheimer body 33
PAS染色 38, 39
PCL 53
perinuclear halo 7
periodic acid Schiff 38
peroxidase 37
PHA 76
Ph染色体 78
plasma cell 53
platelet 6, 14
PO 37
polychromatic erythroblast 21
proerythroblast 20
promegakaryocyte 25
promegaloblast 35
promonocyte 24
promyelocyte 23
pseudo-Pelger anomaly 41, 61

R
red cell 6, 14
red cell fragment 31
Reed-Sternberg 63
reticulocyte 14
reticulum cell 28
ring form 69
ringed sideroblast 60
rouleax formation 32

S
SBB 37
schistocyte 31
Schuffner 69
sea blue histiocyte 29
secondary granule 7
segmented cell 16, 23
Sézary syndrome 56, 57
sickle cell 31
spherocyte 30
stab cell 23
stab neutrophil 16
stem cell 79
stomatocyte 31
stroma cell 19
Sudan black B 37

T
t(8;21)M2 43
target cell 31
tear drop cell 32
thrombocyte 6, 14
toxic granule 40
transient abnormal myelopoiesis 46
TTP 31
T細胞大顆粒リンパ球性白血病 55
Tリンパ芽球 10
Tリンパ球 11

U, V, W, X
undifferentiated leukemia 47
vacuole 7
vacuole formation 40
Waldenström macroglobulinemia 56
white cells 7
Wiskott-Aldrich症候群 65
Wright-Giemsa stain 2
X-クロマチン 76

血液細胞ノート －形態速習アトラス－ 和文索引

あ
アズール顆粒　44
アポトーシス　40
アルカリホスファターゼ染色　38
αナフチルアセテート　38
αナフチルブチレート　38

い, え, お
いが状赤血球　32
異型リンパ球　49
一過性異常骨髄増殖症　46
エステラーゼ染色　37, 38
エステラーゼ二重染色　37
エンペリポレシス　66
横紋筋肉腫　68
大型血小板　65

か
火炎細胞　53
核型異常　59
核の左方移動　40
過形成　18
過分節好中球　41, 61
カボット環　34
鎌状赤血球　31
顆粒球　10
顆粒リンパ球　15
幹細胞　10, 79
間質細胞　19
杆状核球　23
杆状核好中球　16
環状体　69
環状鉄芽球　39, 60
乾燥不良　70
含鉄赤芽球　39

き
寄生虫　69
偽楕円赤血球　72
偽ペルガー異常　41, 61
ギムザ染色　2
球状赤血球　30
急性骨髄性白血病　43
急性骨髄単球性白血病　44
急性前骨髄性白血病　44
急性単球性白血病　45
急性リンパ性白血病　50, 51
巨核芽球　10, 25
巨核球　11, 26
巨核球性白血病　46
巨赤芽球　59
巨大過分節好中球　41
巨大血小板　62, 65

く, け
空胞変性　40
くすぶり型　57
グンプレヒトの核影　70
形質細胞　11, 24
形質細胞腫瘍　53
血液細胞の鑑別一覧表　9
血管免疫芽球型T細胞リンパ腫　63
血球貪食症候群　57
血小板　14
血小板凝集　65, 73
血栓性血小板減少性紫斑病　31
顕微鏡　4

こ
好塩基球　17
好塩基性杆状核球　11
好塩基性巨赤芽球　35
好塩基性後骨髄球　11
好塩基性骨髄球　11
好塩基性赤芽球　20
好塩基性斑点　33
好塩基性分節核球　11
後骨髄球　23
好酸性杆状核球　11
好酸性後骨髄球　11
好酸性骨髄球　11
好酸性分節核球　11
口唇状赤血球　31
好中性杆状核球　11
好中性後骨髄球　11
好中性骨髄球　11
好中性分節核球　11
ゴーシェ細胞　58
小型血小板　65
骨髄異形成症候群　59

骨髄芽球　10, 23
骨髄球　23
骨髄転移　67
骨肉腫　68
ゴミ　70
壊れた細胞の核　70
金米糖状赤血球　32

さ
細小血管障害性溶血性貧血　31
細胞化学　37
細胞微細構造観察　8
細網細胞　28
酸性エステラーゼ染色　38
酸性ホスファターゼ染色　39

し
シデロブラスト　39
脂肪細胞　28
若年性骨髄単球性白血病　48
絨毛細胞白血病　56
小巨核球　62
小細胞癌細胞　67
小リンパ球　11
神経芽細胞腫　68
人工的変化　70

す, せ, そ
スキャッタグラム　79
ズダン黒B染色　37
正形成　18
成熟好塩基球　24
成熟好酸球　24
生殖母体　69
成人T細胞白血病　56
成人T細胞白血病・リンパ腫　55, 57
正染性巨赤芽球　36
正染性赤芽球　21
青藍組織球　29
赤芽球　10, 11, 34
赤芽球小島　22
赤白血病　45
セザリー症候群　56, 57
赤血球　11, 14
赤血球凝集　32

赤血球断片 31
腺癌細胞 67
前巨核球 10, 25
前巨赤芽球 35
前駆B細胞性腫瘍 50
前骨髄球 10, 23
染色体検査 76
染色法 2
前赤芽球 20
前単球 10, 24
造骨細胞 27

た
大顆粒リンパ球 15
大小不同 30
大リンパ球 11
楕円赤血球 30
多染性巨赤芽球 35, 36
多染性赤芽球 21
多染性赤血球 33
多発性骨髄腫 53
多発性骨髄腫細胞 53, 54
単芽球 10
単球 11, 17

ち, て, と
中毒性顆粒 40
超生体染色 14, 34
低形成 18
デーレ小体 40, 42
鉄顆粒 60
鉄染色 39
転座 78
伝染性単核細胞症 49
塗抹 73

に, ね
二次顆粒消失 42
ニューメチレン青 14, 34
熱帯熱マラリア 69

は
バーキットリンパ腫 55
ハインツ小体 34
ハウエル・ジョリー小体 59
薄層塗抹標本 2, 3

破骨細胞 27
破砕赤血球 31
播種性血管内凝固症候群 44
バスケット細胞 70
白血化 55
パッペンハイマー小体 33
パッペンハイム染色 2
半月体 69

ひ
引きガラス 71
菲薄赤血球 30
肥満細胞 28
びまん性B大細胞型リンパ腫 54
標的赤血球 31

ふ
ファゴット細胞 44
フィブリン 73
フィラデルフィア染色体 78
フローサイトメトリー 79
分節核好酸球 17
分節核好中球 16
分葉核球 23
分離巨核球 26
分裂赤血球 31
分裂像 22

へ
ヘアリー細胞白血病 52
ヘパリン 73
ヘマトキシリン・エオジン染色 18
ペルオキシダーゼ染色 37
扁平上皮癌細胞 67

ほ
放置後検体 71
墨汁貪食試験 39
ホジキンリンパ腫 64

ま
マクログロブリン血症 56
マクロファージ 11, 29
マラリア 69
慢性好中球性白血病 48

慢性骨髄性白血病 38, 47
慢性リンパ性白血病 52
マントル細胞リンパ腫 54

み, め, も
三日熱マラリア 69
メイ・ギムザ染色 2
メイ・ヘグリン異常症 42, 65
網赤血球 11, 14, 34
モノクローナル抗体 79

ゆ, よ
有棘赤血球 32
有口赤血球 31
溶血性尿毒症症候群 31
幼若好塩基球 24
幼若好酸球 24

ら, り
ライト・ギムザ法 2
リード・ステルンベルグ 63
輪状核 61
リンパ球 15
リンパ形質細胞性リンパ腫 52

る, れ, ろ
涙滴状赤血球 32
類白血病反応 38
連銭形成 32
濾胞性リンパ腫 54

検印省略

血液細胞ノート —形態速習アトラス—
定価（本体 2,500円＋税）

2005年4月6日　第1版　第1刷発行
2017年1月27日　　同　　第9刷発行

編　集	巽　典之
著　者	久保田勝秀・本間　優・東　克巳・ 近藤　弘・阿南建一
発行者	浅井　麻紀
発行所	株式会社 文光堂 〒113-0033　東京都文京区本郷7-2-7 TEL（03）3813-5478（営業） 　　（03）3813-5411（編集）

Ⓒ 巽　典之・久保田勝秀・本間　優・東　克巳・　　　印刷・製本：公和図書
　近藤　弘・阿南建一，2005

乱丁，落丁の際はお取り替えいたします．

ISBN978-4-8306-1418-7　　　　　　　　　　　　　　　Printed in Japan

・本書の複製権，翻訳権・翻案権，上映権，譲渡権，公衆送信権（送信可能化権を含む），二次的著作物の利用に関する原著作者の権利は，株式会社文光堂が保有します．
・本書を無断で複製する行為（コピー，スキャン，デジタルデータ化など）は，私的使用のための複製など著作権法上の限られた例外を除き禁じられています．大学，病院，企業などにおいて，業務上使用する目的で上記の行為を行うことは，使用範囲が内部に限られるものであっても私的使用には該当せず，違法です．また私的使用に該当する場合であっても，代行業者等の第三者に依頼して上記の行為を行うことは違法となります．

JCOPY〈出版者著作権管理機構 委託出版物〉
本書を複製される場合は，そのつど事前に出版者著作権管理機構（電話 03-3513-6969，FAX 03-3513-6979，e-mail：info@jcopy.or.jp）の許諾を得てください．